こっそり治す「夜間頻尿」

人に言いづらい悩みを泌尿器科の名医が解決!

平澤精一

ワニブックス
|PLUS|新書

はじめに

私は泌尿器科医で、東京・新宿で「マイシティクリニック」の院長を務めています。健康寿命に深く関わる「テストステロン」の臨床研究者でもあり、生活習慣病の予防の指導など、高齢者の健康を守る医療に日々取り組んでいます。

男性更年期障害や最近注目を集めている熟年期障害の治療なども専門としていますが、なかでも最近力を注いでいるのが「夜間頻尿」の治療です。

「夜間頻尿」とは「就寝後に1回以上トイレのために起きなければならず、これにより日常生活に支障をきたして困っている状態」を指します。夜間の頻尿の主な原因は加齢によるものなので、「もう歳《とし》だから仕方ない」とあきらめている方も多いと思いますが、夜間頻尿は大きな病気のサインの可能性もあるのです。

60歳以上の人であれば夜1回起きるくらいでしたら許容範囲とされていますが、

夜中にトイレのために2回以上起きる人は、死亡率が約2倍になるという衝撃的なデータがあります（18ページ上のグラフ参照）。ですから放置せずに、必要に応じて医療機関で治療を受けていただきたいものです。

また、食事や運動などの日常生活を改善することで症状が緩和していくケースもあります。本書では、自宅で簡単にできる夜間頻尿改善のためのセルフケアを数多くご紹介していきます。


日本排尿機能学会の調査によると、50代は5人に約1人（20・6％）、60代は5人に約2人（39・7％）、70代は5人に約3人（62・0％）、80代は5人に約4人（83・9％）と多くの高齢者が夜間頻尿の症状を抱えています。

そして予備軍も含めると、なんと40歳以上の約4500万人もの人々がこの病気に悩んでいるそうです。

「トイレに間に合わず尿漏れをしてしまった」「夜、何度も目が覚めて熟睡できず困っている」など、実に多くの高齢者が夜間の尿トラブルのため、生活の質（クオリティ・オブ・ライフ＝ＱＯＬ）に悪影響を受けているのです。

それでも下半身の悩みであるせいか、肩こりや腰痛、老眼などほかの加齢による不具合のようにはなかなか人に言いづらい、正しい情報もほとんど発信されていない、泌尿器科を受診するのも何となく恥ずかしいといった羞恥心などから、夜間頻尿は老化現象の１つと捉えられ、放置されてきました。

ところが近年になって、国民の４人に１人が65歳以上という、超高齢化が進むにつれ、夜間頻尿に悩む人の声が徐々にマスコミなどで取り上げられるようになり、ようやく社会的に認知されてきた感があります。

それには夜間頻尿の原因がここ数年で明確になってきたことも関係しています。夜間頻尿の主な原因には３つのタイプがあります（42～49ページ参照）。

・夜間の尿量が多い夜間多尿
・少ない尿でトイレに行きたくなる膀胱蓄尿障害
・眠れない⇅トイレに行くを繰り返す睡眠障害

原因がまだ明らかでなかった以前は、膀胱蓄尿障害は泌尿器科が担当でしたが、夜間多尿は腎臓内科、睡眠障害は心療内科など、泌尿器科以外の専門医に任せられていました。その後、調査研究が進んだことで、夜間頻尿の原因が明らかとなり、2020年に「夜間頻尿診療ガイドライン」が11年ぶりに改訂され、さまざまな症状に対応した治療が確立され、泌尿器科を受診することで各種症状の改善が劇的に進むようになってきました。

本当の原因を知り、正しい対策をとれば、夜間頻尿は改善できる病気なのです。

2024年1月

平澤精一

第2章 頻尿を改善するために今日からできること 59

第1章

夜中に何度もトイレに起きてしまうのはなぜ？

60代以上の男性の7〜8割は夜間頻尿に悩んでいる

日常生活に支障をきたす頻尿は立派な病気

頻尿とは**「尿が近い」「尿の回数が多い」**症状のことです。医学的には**朝起きてから寝るまでの排尿回数が8回以上だと頻尿**であるとされています。

そして夜間頻尿とは、就寝後に頻繁な尿意を感じ、そのために夜中に何度も起きてトイレに行かざるを得ない症状のことを指します。

就寝後にトイレに起きる回数が1回くらいで、本人が特にストレスを感じていなければ許容範囲かもしれませんが、2回以上の回数になって熟睡できないなどの**「日常生活に支障をきたしている」**状態になれば、立派な病気であるといえるでしょう。

夜間頻尿の悩みは年齢を重ねるほど増加します。
日本は超高齢化社会の代表的な国の1つであり、総務省統計局の調査（2023年9月）によれば、65歳以上の高齢者の比率は総人口の29・1％となっています。

日本排尿機能学会の調査によると、

・50代は5人に約1人（20・6％）
・60代は5人に約2人（39・7％）
・70代は5人に約3人（62・0％）
・80代は5人に約4人（83・9％）

（日本排尿機能学会2003年）

と多くの高齢者が夜間頻尿の症状を抱えています。

夜間頻尿は生活の質に悪い影響を与える

特に男性は夜間頻尿の原因とされる**前立腺肥大症**や**糖尿病**などの生活習慣病になりやすく、予備軍も含めると**60代以上の男性の7割から8割は夜間頻尿に悩んでいる**と言っても過言ではないでしょう。

高齢化が進むとともに夜間頻尿に悩む人の声が多く上がり、私のクリニックでも、夜間頻尿の症状を訴える患者さんが年々増えています。最近はテレビのゴールデンタイムの健康番組などでも夜間頻尿が取り上げられるようになったことで**「夜間頻尿は改善できる」**ということが知られ、できることなら治療したいと医師に相談する人が増えてきているのです。

夜間頻尿はＱＯＬに悪影響を与え、睡眠障害や日中の疲労感を引き起こし、夜間にあわててトイレに行く必要があるため、転倒によるケガ、それも最悪の場合には脳挫傷を負うリスクを高めることにもなります（18ページ下のグラフ参照）。さらに、ほかの病気のサインである可能性も忘れてはいけません。

とはいえ、人に相談しにくい悩みであり、正しい情報を入手しづらいこともあいまって、**「歳だから仕方がない」**と多くの人があきらめてしまっているのです。

しかし、患者数が増えることでデータが蓄積された最先端の研究で、いろいろな症状に対応した治療法や薬の開発が進められています。

夜間頻尿の多くのケースでは自然に治ることは期待できません。

もし、夜間頻尿に悩んでいるのであれば、医師に相談し、適切な治療や管理方法を検討することが重要です。

繰り返しますが、本当の原因を知り、正しい対策をとれば、夜間頻尿は改善できるのです。

夜間頻尿の高齢者の死亡率は約２倍に！

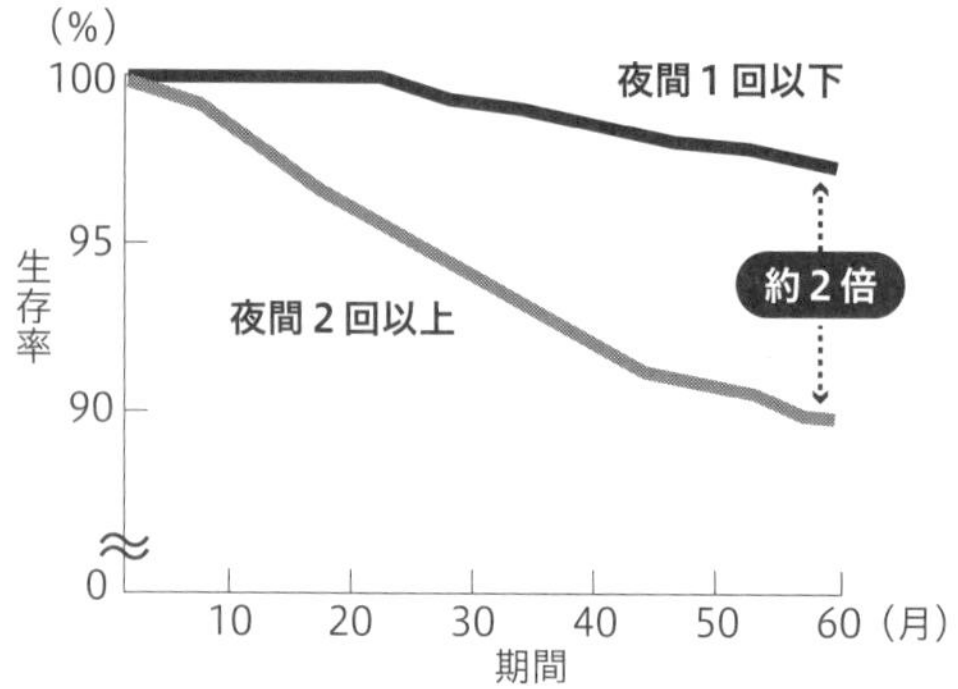

５年間の観察において夜間頻尿を有する高齢者（排尿回数２回以上）は夜間頻尿のない高齢者（１回以下）に比べ、死亡率が高かった。

夜間頻尿の高齢者は骨折リスクが２倍になる

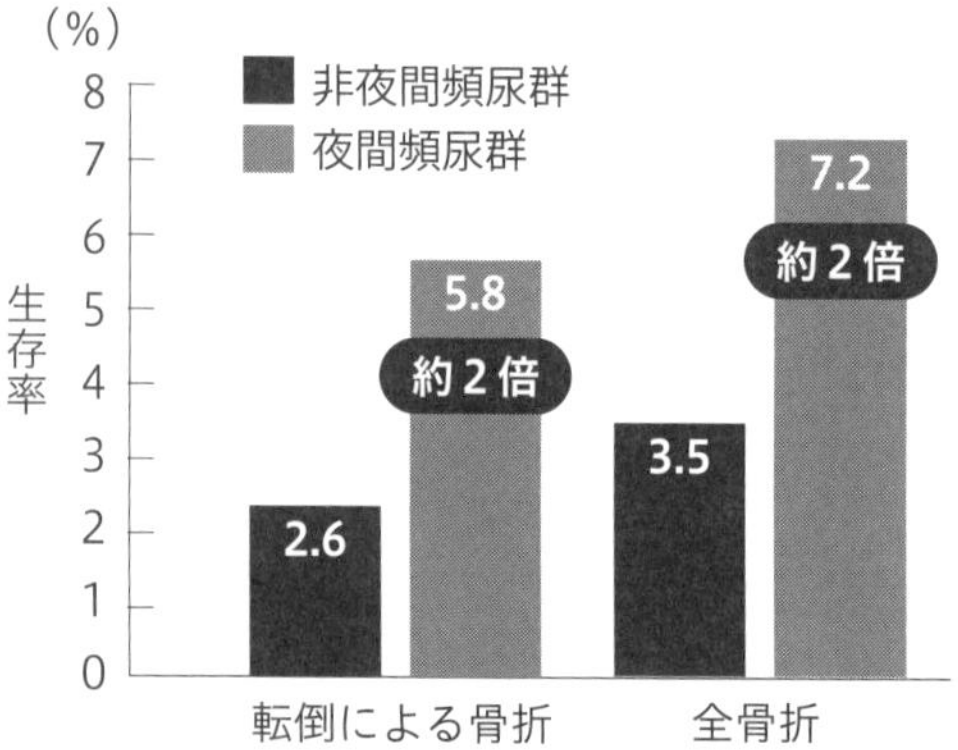

５年間の観察において夜間頻尿を有する高齢者（排尿回数２回以上）は夜間頻尿のない高齢者（１回以下）に比べ、骨折率が高かった。

「夜間頻尿」の3つのタイプ

夜間頻尿には加齢以外の原因もある

夜間頻尿の原因は大別すると、**「夜間多尿」「膀胱蓄尿障害」「睡眠障害」**の3つのタイプに分けられます。これらの原因は主に加齢によるものですが、加齢以外にも複数の要因が重なって起こっている場合が多く、非常に複雑です。

単に老化現象の一種というだけではなく、ホルモンの減少、腎機能や筋力の低下、また、膀胱の働きが悪くなる、不眠や睡眠のリズムが崩れてしまったりするなど、さまざまな原因で起こる病気なのです。

人間の身体は、夜間に**抗利尿ホルモン**というホルモンが分泌されることで、尿量を少なく調整することができるのですが、歳をとると、このホルモンの働きが悪くなります。すると、夜間に尿量調節ができなくなって尿の量が増えてしまい、夜間多尿になってしまいます。

また、加齢によって膀胱やそのまわりの骨盤の筋肉が衰え、しなやかさがなくなり伸縮性が弱まると、尿をためる蓄尿機能も低下してしまいます。十分な尿量がたまっていないのに膀胱が勝手に伸縮して尿意を感じてしまうのです。

頻尿の主な症状には以下のようなものが挙げられます。

・通常よりも短い間隔で尿意を感じる
・尿意が非常に強く、急いでトイレに行かなければ漏らしそうな感覚になる
・1回のトイレで少量の尿しか排尿できない

などですが、頻尿の回数には実は個人差があります。

頻尿の主な症状

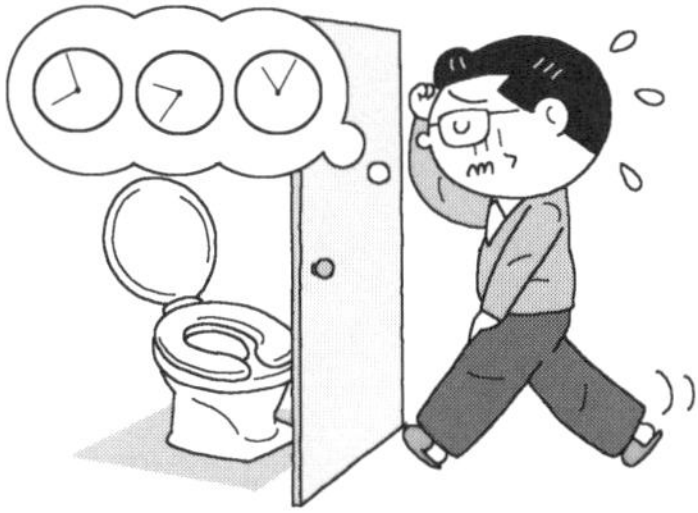

通常よりも短い間隔で尿意を感じる

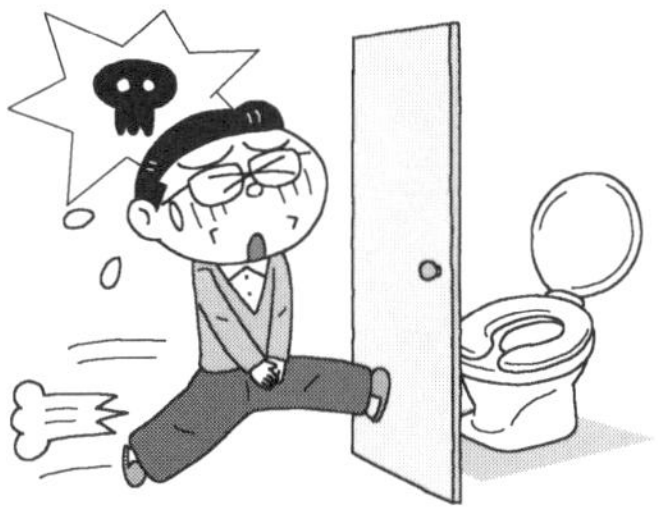

尿意が非常に強く、漏らしそうな感覚になる

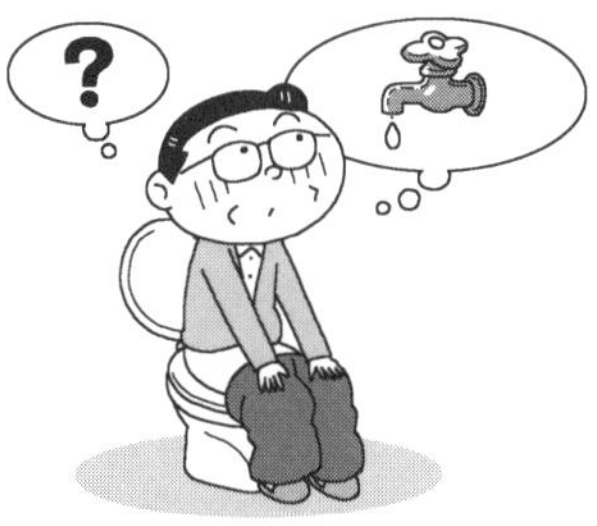

1回のトイレで少量の尿しか排尿できない

正常な排尿回数とは？

夜間の排尿は0回が医学的には正常

頻尿とみなすのは、それぞれ個人の通常の排尿頻度と比較して「異常に多いと感じるとき」ということになります。

本来の正常な排尿回数というのは、適切な水分がとれているという前提がある場合、**起きている時間帯で5～7回が正常回数**であり、**医学的には8回以上は頻尿**になります。**多くの方が異常に多いと感じるのは10回以上**になるでしょうか。

夜間に関しては0回。トイレのためにはまったく起きないというのが医学的には正常とされています。つまり、定義上は夜間1回以上の排尿があれば夜間頻尿とされていますが、1回であれば多くの方にとって許容範囲であり、QOLの低下もほとんど伴いません。しかし、一晩に2回以上、特に男性では3回以上、女性は4回以上だとQOLへの影響は深刻になるといわれています。

ただし、特定の病状や状況によっては、これらの基準が異なることもあります。また、一時的な要因（大量の水分摂取、ストレス、膀胱の刺激物質の摂取など）によっても頻尿が発生することがあります。したがって、夜にトイレのために1回、たまに2回起きることがあっても、その後ぐっすり眠れていて、生活に不具合を感じていないのであれば、あまり心配しなくてもいいでしょう。60歳以上で、夜にトイレに起きるのが1回程度であれば許容範囲だという考え方もあります。

夜間頻尿の原因は複雑だということを先に申し上げました。自分で判断することは難しいと思います。そのため、医師による診断が必要になるのですが、その際に非常に参考になるのが**「排尿日誌」**です（詳細は168ページ参照）。
「もしかしたら頻尿かな？」と思い当たる方は、まずは専門医に相談することをお勧めします。その初診の際に「排尿日誌」を持参すれば、私だけではなく多くの泌尿器科の医師が、「これで正しい診察がラクにできる！」と大喜びすると思います。

排尿日誌

排尿時刻	排尿量（ml）
6：45	200
9：30	180
10：45	110
13：50	150
16：00	100
19：05	130
21：30	220
：	
昼間の尿量計	1090ml
0：30	250
2：10	130
4：00	90
5：05	160
：	：
：	：
：	
：	
夜間の尿量計	630 ml
1日の合計尿量	1720 ml

1月 6日（土）

- 起床時間　6：30
- 就寝時間　23：30
- 水分摂取状況

例：水ペットボトル500mlなど

・コーヒー 150ml
・お茶ペット 500ml
・水 300ml
・ビール 350ml
・
・
・
・
・
計 1300 ml

- 朝起きてから就寝するまでにトイレに行った回数

7 回

- 就寝後、夜中に起きてトイレに行った回数

4 回

排尿日誌の例

夜間頻尿になりやすい人の特徴や年齢

中高年と若者の夜間頻尿は原因が異なる

日本排尿機能学会の『夜間頻尿診療ガイドライン』（２０２０年）によれば、**1日の尿量（24時間の尿量）のうち、夜間尿量が占める割合が、高齢者では33％以上、若年者では20％以上を占めるかどうかが夜間多尿の基準**とされています。

夜間頻尿は確実に年齢とともに増えていくのですが、若い方にも起きる場合があります。しかし、若い方の夜間頻尿と中高年の夜間頻尿は多くの場合、原因が異なります。

40歳より若い方は、前立腺炎などの炎症が原因であることがほとんどですが、心因性頻尿といって不安感から夜間頻尿になることもあります。この心因性頻尿は40歳以上の方にも見られることがあります。

心因性頻尿（Psychogenic Nocturia）は、精神的な要因によって引き起こされる頻尿です。夜間頻尿は通常、生理的な要因や身体的な疾患に関連していることが多いのですが、心因性頻尿は主に精神的な要因が関与していることが特徴です。

心因性頻尿は、ストレス、不安、抑うつ、精神的なトラウマなどが原因で、膀胱の制御や尿意の感知に影響を与えるものです。そんなに尿量がたまっていないにもかかわらず、「トイレに行かなくてはいけない」というプレッシャーを感じて、脳からの誤った情報により尿意が抑えられなくなってしまうものです。

前立腺肥大症は夜間頻尿の大きな原因の1つ

高齢者の男性によく見られる夜間頻尿の原因の1つに**前立腺肥大症**があります。前立腺肥大症は男性によく見られる一般的な疾患で、年齢と密接な関係があります。

組織学的な前立腺肥大は30代から始まり、**50歳で30%、60歳で60%、70歳で80%、80歳では90%**に見られるといわれますが、そのすべての方が治療を要するわけではありません。治療が必要となる前立腺肥大症はその4分の1くらいです。

前立腺は40代以降になると、加齢とともに少しずつ大きくなっていきますが、症状が顕著に出てくるのは50代以降です。前立腺肥大症になると尿道が圧迫され、排尿障害が生じます。男性ホルモンである**テストステロン**は、5α還元酵素という酵素によって**DHT**（ジヒドロテストステロン）に変換され、加齢や遺伝的要素によってこのＤＨＴが増加すると、前立腺肥大症が発症する一因となるとされています。

また、前立腺肥大症以外にも、男性に多い**糖尿病**などの生活習慣病を患っている方は頻尿のリスクが高くなります。

糖尿病の方の排尿回数の多さは、

◎血中の糖分が増え、それを解消するため細胞内の水分が血管内に引き込まれる

⇦

◎増加した水分を尿中に排出しようとする作用のため、尿量が増える

⇦

◎喉が渇くので水分を多くとる

⇦

◎さらに尿量が増える

というスパイラルから発生しています。これは医学的には**「多飲多尿」**といわれる症状で、血糖のコントロールをすることにより、尿の量も回数も収まります。

さらに、肥満の人は内臓脂肪がつくことで腹圧が増加し、尿道や膀胱が圧迫されるために頻尿や尿漏れを引き起こすことがあります。

その他、**心疾患、腎疾患などで利尿薬を服用している人も夜間頻尿になりやすい**傾向が見られます。高血圧の方が降圧利尿剤を使っているケースもありますが、これは尿の排出を増加させ、体内の余分な水分と老廃物を排泄するための薬です。

利尿薬を夕方や就寝前に服用して夜間頻尿に悩む患者さんには、利尿薬を午後3時前後に飲むことで、昼間の尿量は増えますが、夜間の尿量を減らすことができます（服用方法の変更は主治医に相談が必要です）。

また、特に中年以降の女性で**カルシウム拮抗剤**という降圧剤を処方されていると、夜間の尿量が増えますので、**サイアザイド系利尿薬**に切り替えてもらい、午後3時前後に服用すると夜間の排尿回数が大きく減少することが知られています。

寝る前に大量の水分をとることはもちろん、**カフェインやアルコールには利尿作用があるため夜間多尿になります。**特にもともと前立腺肥大症がある方が就寝前に飲酒すると、さらに夜間頻尿の症状が強くなることが考えられます。

喫煙や、日に当たる時間が少ないことも夜間頻尿の原因になるとされています。

いかがでしょう。複数の要因に心当たりがある方もいらっしゃるのではないでしょうか。

誰でも夜間頻尿になる可能性はある？

夜間頻尿は特別な病気ではない

繰り返し述べてきましたが、夜間頻尿の大きな原因の1つは**加齢**です。したがって齢《よわい》を重ねるとともに**「誰でも」**患う可能性はあります。だからこそ「自分だけ……」と思わずに安心して改善に取り組んでいただきたいのです。

歳をとると老眼や腰痛など身体のあちこちに不調が現れます。頻尿もそれらと同じ**「加齢による身体のトラブル」**です。ですから歳をとれば、ほとんどの人が患うと思っていいでしょう。

特に男性の場合は予備軍も含めると60代以上で7割から8割は夜間頻尿に悩んで

いる統計があることも先にお伝えしました。夜間頻尿は特別な病気ではないのです。

排尿障害には、**「尿をうまく出すことができない排出障害」**と**「尿をうまくためられない蓄尿障害」**があります。

排出障害には前立腺が何らかの原因によって炎症を起こす前立腺炎や、脳や脊髄などの末端神経の病気により尿道や膀胱の働きに障害が出てしまう神経因性膀胱という病気がありますが、これらは若年層にも見られる症状です。

蓄尿障害は十分に膀胱で尿がためられず、頻尿のほかに**突然の尿意（尿意切迫感）**、**尿失禁**などの症状も伴うことがあり、**過活動膀胱**が代表的な病気です。

また、妊娠中の女性の場合、ふくらんだ子宮が膀胱に圧力をかけ、頻尿が起こることがよくあります。さらに女性は男性よりも**膀胱炎**にかかりやすいため、これも頻尿、排尿時の痛み、尿の切迫感などの症状を引き起こすことがあります。

高齢者の夜間頻尿を軽減する生活習慣の改善

生活習慣病も夜間頻尿の原因の1つ

高齢者の夜間頻尿の原因は、加齢や病気だけではなく、特定の状況や生活スタイルの変化など複雑に重なっている場合が多いことはお伝えしましたが、その中には改善の余地のあるものがたくさんあるともいえるでしょう。

夜間頻尿の原因の1つになる**生活習慣病**は、中年期から高齢期にかけて急増する病気です。生活習慣病は健康的な生活習慣を続けることで、リスクを軽減できます。

例えば、糖尿病の人は**健康的な食事**、**適度な運動**、**体重管理**をすることで症状を改善できます。また、過体重や肥満を防ぐことで夜間頻尿のリスクを減らすことにもつながります。

夜間頻尿は加齢とともに誰もがなる可能性があると申しましたが、その複雑な原因を1つずつ解明し、適切な対処や対策をとることで、症状を軽減することは可能なのです。**生活習慣病に対する対策自体が夜間頻尿の対策**と言っても過言ではありません。

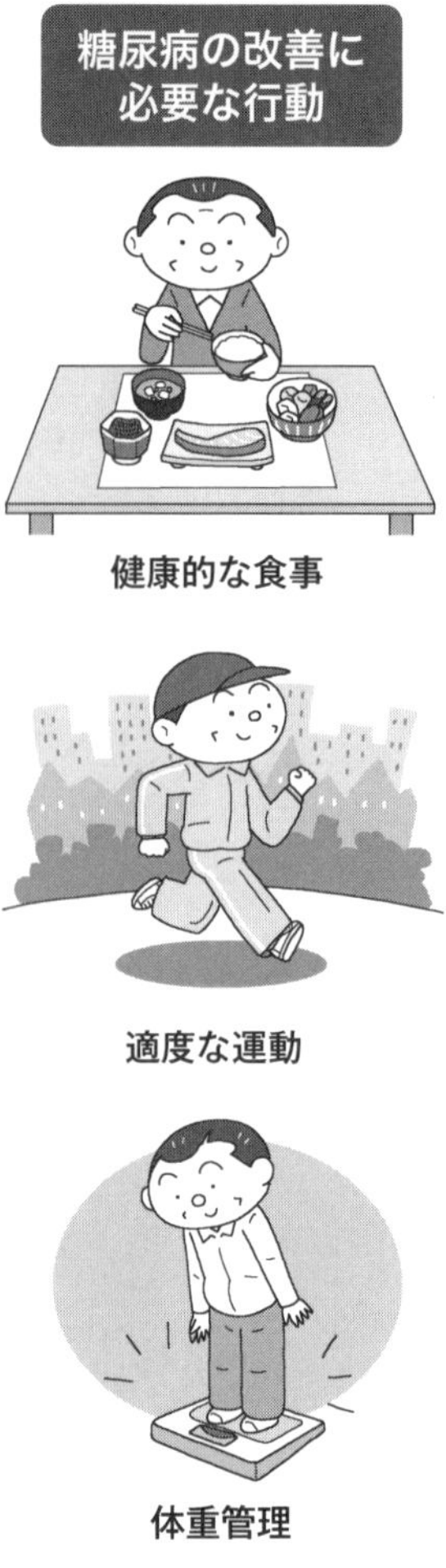

糖尿病の改善に必要な行動
健康的な食事
適度な運動
体重管理

夜間頻尿の高いリスクの代表は脳梗塞や心筋梗塞

夜中に冷たい便座に座るのは危険！

夜中にトイレに起きて冷たい便座に座ることで、急激な温度変化で血圧が変動し、脳梗塞や心筋梗塞を引き起こすリスクが高まります。現在では家庭にも暖房便座が普及しており、昔に比べて危険性は多少軽減していますが、急激な温度変化は身体に大きな負担をかける可能性があります。

その代表的な症状が**脳梗塞**や**心筋梗塞**なのです。

脳梗塞は脳の血管が塞栓物質や血栓によって閉塞することにより、脳への血液供給が途絶える状態です。心筋梗塞は冠動脈に血栓が形成され、血液供給が遮断され閉塞し、心筋に酸素供給が途絶える状態です。

どちらも発症から数分から数時間の単位で生命に関わる重篤な事態に陥り、突然死に至ることがあります。脳梗塞や心筋梗塞と夜間頻尿に直接的な関連があるわけではありませんが、夜間頻尿により睡眠の質が低下し、ストレスが増加することで、血管の閉塞リスクが増加することは否定できません。

また、夜間頻尿の原因となる高血圧や糖尿病などの慢性的な健康問題が心筋梗塞や脳梗塞のリスクを増加させる要因であるため、ある程度の間接的な関連が存在するともいえると思います。

健康的な生活習慣と質の良い睡眠をとり、夜間頻尿を軽減させることで、これらの疾患のリスクも下げることができるのです。

見逃してはいけない転倒のリスク

トイレへの通路を普段から整備しておこう

夜中に何度もトイレに行くことで、**転倒のリスク**も増えます。転倒した場合、ぶつけてしまった場所によっては重大な事態になりかねません。

夜間、暗闇の中でトイレに行くことは視界が制約されているために、足元の障害物を見落としやすくなります。夜間頻尿に苦しむ人の中には、加齢による筋力の低下がある方もいるので、さらに転倒リスクは高まります。

また、尿意が強いため、急いでトイレに向かうことがあり、走るなどの急激な動作が転倒の原因にもつながります。

転倒のリスクを軽減するためには、寝室や通路に障害物がないように普段から心がけておき、夜間にトイレに行く際には、照明を点灯し、足元がよく見えるようにしましょう。

また、**排尿失神**といって、排尿後に突然意識を失ってしまうケースもあります。排尿中に血管が拡張され、体内の血圧が一時的に低下するために起きる症状です。

これは、排尿に関連した体内の圧力変化によるもので、短時間（数十秒単位）に心臓から脳に送る血液量が少なくなり、脳全体が酸素不足になって意識を失うのです。特に男性は立って排尿している際に、排尿失神による転倒の危険性があるので要注意です。

夜間頻尿の二次的な不具合にも要注意！

夜間頻尿は二次的な不具合も引き起こします。
夜間頻尿により睡眠が十分にとれないことにより、日中のパフォーマンスに影響して、仕事でミスを起こしたり、運転に集中できずに交通事故を引き起こすなど、日常生活に大きな支障が生じたりします。

また、気分がすぐれずにイライラしてしまって、周囲とのコミュニケーションがうまくとれなくなり、症状が悪化すると、うつ病になってしまうということも考えられます。

高齢者が夜間頻尿になると死亡率が倍になる!?

一晩に3回以上の夜間頻尿は危険ゾーン

夜間排尿の回数が一晩に2回以上ある高齢者は1回以下の高齢者に比べて、死亡率が1・98倍であるという衝撃的な研究結果は18ページ上のグラフでご紹介した通りです。「夜間頻尿と死亡率の関係」に関する複数の研究結果を統合したメタ解析（類似した研究の複数の結果を統合し、ある要因と特定の疾患との関係を解析する統計手法）では、**夜間頻尿が2回以上あると死亡率は29％増加、3回以上あると46％増加する**と指摘されています。

夜間頻尿のために夜中に何度もトイレに起きることで、転倒やケガをするリスクを増加させることはすでに警告させていただきました。アメリカの研究機関によると、一晩に3回以上の夜間頻尿があると転倒リスクも1・28倍になるという報告もあり、別の海外の研究では75歳以上の偶発的死亡の原因の70％が転倒によるものというデータもあります。

また、睡眠が不十分になると高血圧になり、心血管リスクが高くなるなど、夜間排尿がもたらすさまざまな弊害が考えられます。睡眠障害は認知症などの疾患とも関連しており、死亡率を上昇させる可能性もあります。

近年に至っても、夜間頻尿が死亡率に影響を与える具体的な研究や統計情報はまだ多くはないのですが、前述の要因が組み合わさることで、夜間頻尿が健康と生命の維持に影響を及ぼす可能性が高いことは間違いないと考えます。

夜間頻尿の原因は大別すると、**「夜間多尿」「膀胱蓄尿障害」「睡眠障害」**の３つがあります。

3つの原因「夜間多尿」「膀胱蓄尿障害」「睡眠障害」

夜間多尿

夜間多尿は尿が多くつくられてしまう症状です。人間の1日の尿量は約1000～2000㎖で、1回の排尿量は200～400㎖です。正常な場合、日中の排尿回数は5～7回程度で、夜間は0回が正常とされています。

日中の尿量が多い「**多尿**」の方で、夜間の尿量が多いケースもありますが、何らかの理由で夜間尿量が増えてしまうことがあります。

65歳以上で、1日のうちにつくられる尿全体のうち、夜間に寝ている間につくられる量が3分の1（33％）を超える状態を「夜間多尿」といいます。

原因の1つは**水分の過剰摂取**です。特に夜に大量の水分をとると、夜間多尿を引き起こすことがあります。深夜にビールなどのお酒を大量に飲むなどの行為はその典型です。さらに、おつまみとして塩分や辛いものなど刺激の強いものを好む人は、水分を多くとりすぎてしまいます。また、アルコールだけではなくカフェインにも利尿作用があることは言うまでもありません。

次に、加齢によるホルモン分泌の変化です。

人間の身体は、夜間に**抗利尿ホルモン**というホルモンが分泌され、寝ている間の尿量を調整しています。加齢により、この分泌バランスが崩れてしまうのです。

また、加齢により筋力や血管の収縮力が弱まると、血液の循環が悪くなり、下半身に水分がたまりやすくなり、むくんだりします。就寝時に横になると、下半身の水分が静脈に還流され、心臓に負担をかけます。すると身体は体外に水分を排出しようとするホルモン、**利尿ペプチド**をつくり、その結果尿量が増えるのです。

利尿薬の影響でも夜間多尿になるケースがあります。

心疾患や腎疾患に処方される薬の中に、身体内にたまった余分な水分や老廃物を排出させるための利尿薬があります。しかし、薬を飲む時間を変えることなどによって夜間多尿を防ぐこともできますので（29ページ参照）、薬剤師または医師に相談するのがいいでしょう。

膀胱蓄尿障害

膀胱蓄尿障害は膀胱にたまった尿が少ない量でも尿意を感じてしまう症状です。

膀胱は、逆さまにした空気風船のような形をしており、腹部の下部に位置している骨盤内にある臓器です。

腎臓でつくられた尿は尿管を通り一時的に膀胱にためられます。成人であれば通常300～500㎖の尿を膀胱にためることができます。

普段はある程度（約150〜200㎖）たまったときに、神経を通じて脳に信号が送られて尿意を感じ排出します。この膀胱の働きがうまく作用しなくなると、急激な尿意が生じ、頻繁に排尿を引き起こすことがあるのです。

少量の尿しか排泄できないのに、トイレに頻繁に行かなければならないため、日常生活に支障をきたす場合もあり、こうした症状を「膀胱蓄尿障害」といいます。

膀胱蓄尿障害の原因となる病気に**過活動膀胱**があります。正常な膀胱は、たっぷり尿がたまるまでふくらみ、たまったら収縮して尿を排出します。

過活動膀胱になると、膀胱が正常よりも早く収縮し、頻繁に尿意を催します。**切迫性尿失禁**（急な尿意に対応できず、尿漏れが起きる）を起こすこともあります。トイレにたどり着く前に尿漏れをしてしまうのがこのケースです。

過活動膀胱の原因としては、加齢で毛細血管の血流の不足が起こり、膀胱が線維化して、しなやかさや弾力性が失われてしまったり、膀胱壁の神経が障害を受けることで、排尿筋が過敏になったりすることが挙げられます。

また、同じく加齢により骨盤底筋が衰えて、骨盤の上にある直腸や膀胱などの臓器を支えられなくなると臓器が下垂します。すると、膀胱や尿道が下垂した臓器に圧迫されて、尿意を感じやすくなってしまうのです。


また、女性の夜間頻尿の原因として、**骨盤臓器脱**があります。

骨盤臓器脱のある女性の70％弱の方が、夜間頻尿で悩んでいるといわれています。

骨盤臓器脱は、出産や加齢、肥満などによって、骨盤内の臓器を支えている筋肉や靱帯がゆるみ、膀胱、子宮、小腸、直腸など骨盤内の臓器が下がり、場合によっては膣から飛び出てしまうケースもある症状です。下がった臓器が膀胱を圧迫することで頻尿となるのです。

睡眠障害

最近、睡眠時間の重要性が注目されています。米国メジャーリーグで活躍中の大谷翔平選手が、10時間以上睡眠をとっているというニュースも話題になりました。

一般には成人であれば7～8時間睡眠が推奨されているようで、2021年に総務省が行った「社会生活基本調査」によれば、**わが国で暮らす10歳以上の平均睡眠時間は7時間54分**でした。

ただし個人差があり、6時間未満の睡眠でも日常生活に不具合のないショートスリーパーや、大谷選手のように10時間以上眠るロングスリーパーもいて、そういう特殊な体質の方はそれぞれ全人口の5％未満といわれています。

睡眠の働きは完全に解明されているわけではありませんが、ほぼ確実視されているのが、寝ている間に記憶を整理して、定着させていること。すなわち**「寝ている間に脳のゴミ掃除がされている」**ということです。

その大事な働きを高めるためには**「深い睡眠」**をとることが重要になります。深い睡眠の妨げになり、睡眠障害を引き起こす原因の1つが夜間頻尿なのです。

睡眠障害の症状は不眠だけではありません。睡眠中に生じる問題行動、不安定な睡眠リズム、昼間に眠気を感じるなどさまざまです。不規則な睡眠パターンは、夜間の一括睡眠ではなく、日中や夜中に何度も短い睡眠期間を持つ状態を指します。

睡眠障害で夜中に目覚めると、尿意で目覚めたと錯覚してしまいます。これが習慣化することで夜間頻尿につながるのです。

高齢になると、どうしても深い睡眠がとりづらくなり、眠りが浅くなります。すると、夜中に何度も起きてしまい、そのたびにトイレに行ってしまう負のループが発生するのです。

睡眠障害による夜間頻尿の負のループ

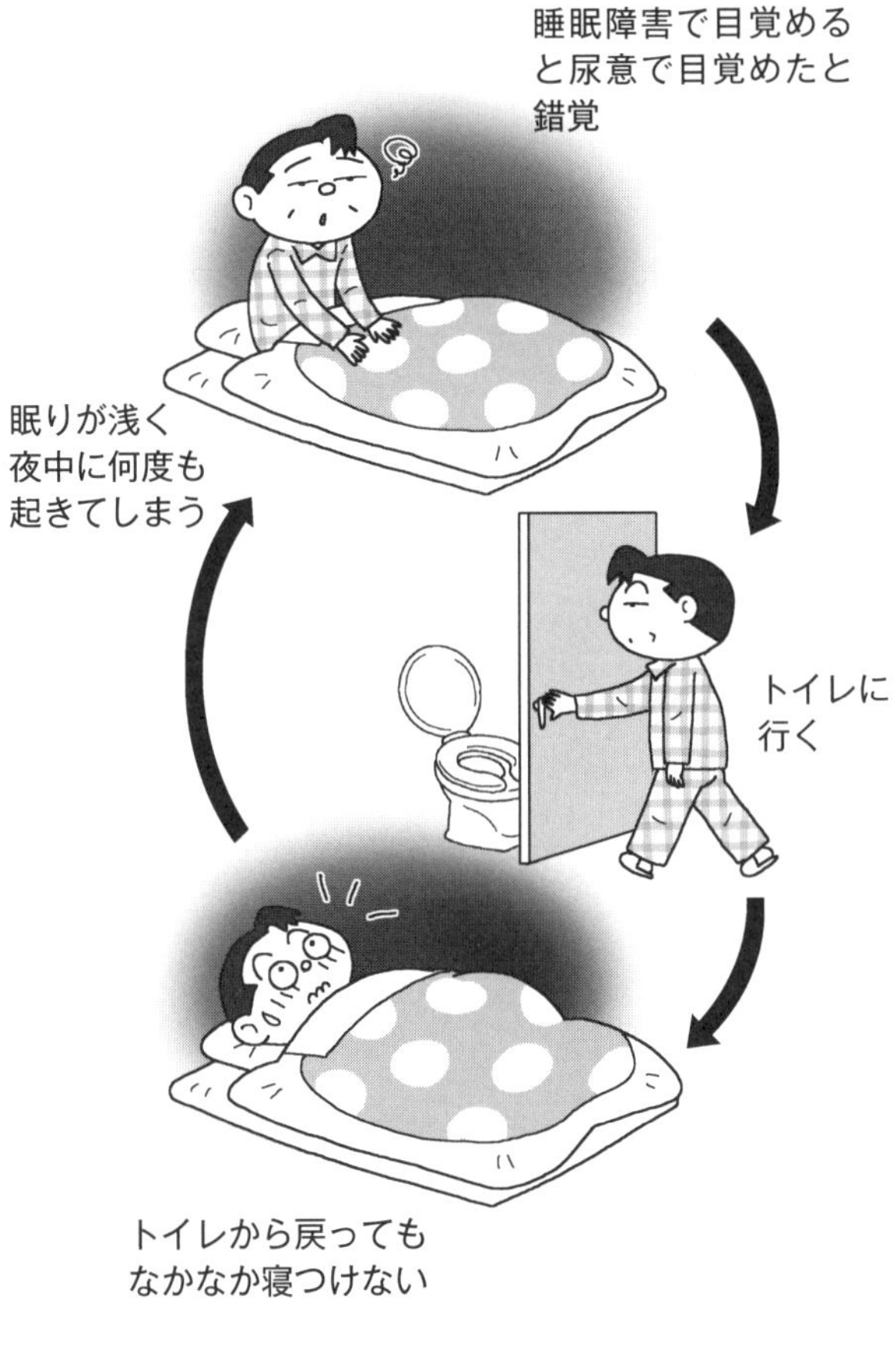
睡眠障害で目覚めると尿意で目覚めたと錯覚
トイレに行く
トイレから戻ってもなかなか寝つけない
眠りが浅く夜中に何度も起きてしまう

睡眠時無呼吸症候群

また、夜間の睡眠時間が十分であるにもかかわらず、昼間に強い眠気を感じる場合は、**睡眠時無呼吸症候群**（Sleep Apnea Syndrome）や**ナルコレプシー**（突然の睡魔）などの疾患が関連しているケースがあります。

睡眠時無呼吸症候群は、睡眠中に一時的に呼吸が停止したり、浅くなったりする睡眠障害の1つです。睡眠時、呼吸が10秒以上停止する状態を指します。1時間あたり5回以上の無呼吸、または低呼吸が発生することで、睡眠の質が低下し、日中の疲労や不快感が生じます。

睡眠時無呼吸症候群になると、無呼吸状態により、血液中の酸素濃度が低下し、血圧や心拍数の上昇を招き、緊張や興奮の神経である交感神経が活発になり、膀胱が収縮して、尿意を感じてしまうのです。

夜間頻尿の原因となるその他の病気

前立腺肥大症

夜間頻尿の大きな原因である**前立腺肥大症**について、もう少し詳しく解説しましょう。これは男性特有の病気で、女性の身体には前立腺はありません。前立腺は「男の子宮」とも呼ばれる臓器で、男性の生殖機能と密接な関係があります。

前立腺肥大症は、その前立腺が異常に大きくなる病状を指します。これは通常、加齢に伴って発生するもので、特に50歳以上の男性によく見られます。

前立腺は膀胱のすぐ下、尿道のまわりにあります。クルミのような形状をしたクリーム色の臓器で、直径約４㎝、長さは３㎝程度です。尿道は前立腺を通り抜け、精液もここから放出されます。前立腺は男性の生殖器系にあたり、排尿をコントロールする働きも担っています。前立腺が大きくなることで、尿道に圧迫がかかり、尿の通り道が狭くなります。これが前立腺肥大症です。

前立腺肥大症の原因はまだ完全に明らかになってはいませんが、加齢や遺伝的素因により男性ホルモンが変化することが大きく関連していると考えられています。**前立腺が大きくなると、内側の尿道を圧迫し（機械的閉塞）、尿道平滑筋が過剰に収縮して尿道が圧迫される（機能的収縮）ために、尿が出にくくなる**などの排尿障害が現れるようになります。

前立腺肥大症の初期にはトイレに行く回数が増えるのが特徴です。尿の勢いが弱くなり、排尿後にも**残尿感**があります。さらに病状が進行すると、尿意を覚えてトイレに行っても尿が出そうで出ない感じになり、尿が出始めてから出終わるまで時間がかかるようになります。それでいて尿量は少ないことも珍しくなく、夜間頻尿になることは言うまでもありません。

下部尿路閉塞のメカニズム

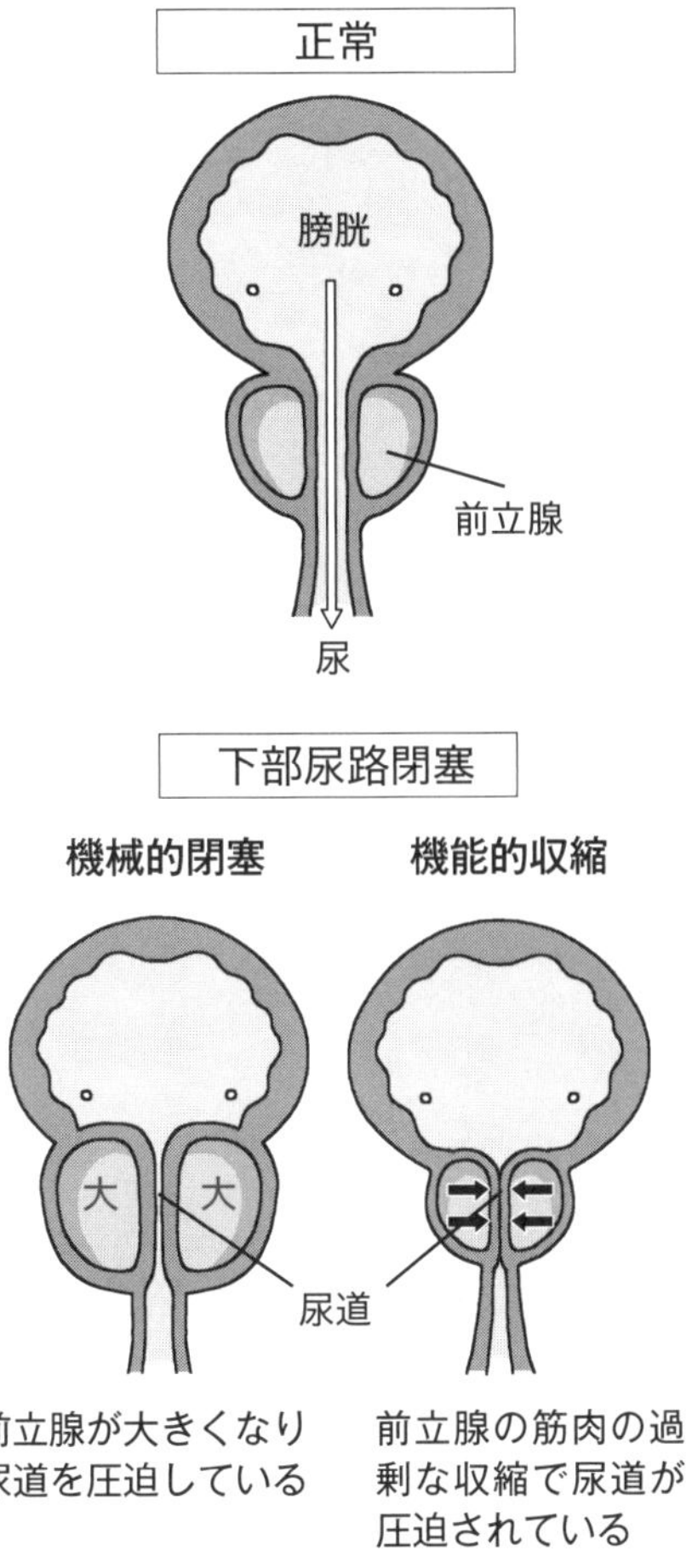

糖尿病

先に少し触れましたが、人間の身体は過剰に摂取した糖を排出しようという働きがあります。そのためには水分が必要です。糖尿病の人ほど多くの水分が必要になり、結果的に尿量が増えるのです。

糖尿病とは、ブドウ糖を効率良く働かせる役割を持つホルモンである**インスリン**が十分に働かなくなることで、血液中のブドウ糖（血糖）が増えてしまう病気です。

血糖値が正常範囲を超えて上昇してしまうと、それを薄めようとして、組織の細胞から水分を血管内に引き込もうとします。すると体内の水分が不足し喉が渇きやすくなり、水分を多くとってしまうために多尿になるという悪循環が起こります。

また、腎臓は余分な糖分を排除するために昼夜を問わずに多量の尿を生成します。高血糖症によって腎臓への負担が増えることも夜間頻尿の原因になるのです。

尿路感染症

尿路感染症は、尿路に細菌が入り込んで増殖して感染が広がり炎症を起こしている状態を指します。尿路とは腎臓、尿管、膀胱及び尿道で構成される尿の通り道の総称です。前立腺や精巣上体は尿路と連絡があるために、関連して炎症を起こすことがあり、炎症の起こっている場所によって**膀胱炎**、**尿道炎**、**前立腺炎**などに分類されます。尿道口から細菌が侵入するケースが多いため、男性に比べて尿道の短い女性は膀胱炎に罹患する率が高くなっています。この炎症によって、膀胱が異常な刺激を受けるため、尿意を感じることが多くなり、頻尿を引き起こすのです。

さらに、尿路感染症には尿意だけでなく、排尿時の痛みや灼熱感が伴うことがあります。これらの不快な症状が、さらに尿意を強くしてしまいます。

細菌感染による尿路感染症には、通常は抗生物質を用いた治療が行われます。

高血圧

高血圧（高血圧症）と頻尿の関連は、直接的なものがあるとはいえませんが、高血圧の治療には、**利尿薬**（尿を増やす薬）がよく使用されます。これらの薬物は、体内の余分な老廃物や水分を排除する助けを提供し、血圧を下げるのに役立ちます。

利尿薬を使用することで、尿量が増加し、頻尿の症状が現れることがあります。**一部の高血圧薬には尿量を増加させる副作用がある**のです。

前述しましたが、**カルシウム拮抗剤**という降圧剤があり、特に中年以降の女性がこの薬を処方されると夜間多尿になることがあります。この場合、**サイアザイド系利尿薬**に切り替えてもらい、午後3時までに服用すると夜間の排尿回数が大きく減少することが知られています。

また、血液中の塩分量が多いと、腎臓は夜間から早朝にかけて、**「レニン」**という酵素を分泌します。これは血圧を上げる作用を持つ**「アンジオテンシンⅡ」**というホルモンをつくるのに欠かせない物質で、塩分を尿で排出するために、血圧を上げて、その結果、夜間頻尿が起きてしまうこともあるのです。

夜間頻尿は生活習慣病患者ほどなりやすい

生活習慣病は、食生活や運動不足、休養、飲酒、喫煙などの生活習慣が深く関与して発症する病気の総称です。以前は**「成人病」**と呼ばれていましたが、成人でなくても発症する可能性があることや、成人であっても生活習慣を改善すれば予防が可能であることなどから、１９９６年に**「生活習慣病」**と改称されました。

厚生労働省は、**がん**、**心疾患**、**脳血管疾患を三大生活習慣病**としており、その危険因子となる**糖尿病**、**高血圧**、**高脂血症**、**肥満なども生活習慣病**であるとされています。

夜間頻尿は、生活習慣病を患っている人ほどなりやすい傾向があります。

運動不足も生活習慣病と頻尿の関係に影響を与えます。適切な運動を行わないと、膀胱や骨盤底の筋肉が弱くなり、尿のコントロールが難しくなります。

生活習慣病と頻尿は相互に影響し合うことがあります。健康的な生活習慣を実践し、肥満を防止し、糖尿病や高血圧を予防または管理するための正しい医療ケアを受けることは、頻尿のリスクを軽減し、膀胱の健康を維持するのに役立ちます。

第2章 頻尿を改善するために今日からできること

リラックステクニックや深呼吸でストレスを軽減

頻尿になりやすい人の中に、**心因性頻尿**（Psychogenic Nocturia）という、精神的な要因によって引き起こされる症状があります。心因性頻尿は、ストレス、不安などが原因で、尿量が十分たまっていないのに、トイレに行かなくてはいけないというプレッシャーで、尿意が抑えられなくなってしまう病気です（注／心因性頻尿の場合、夜間の頻尿はあまりありません）。

ストレスは頻尿と大きく関係しています。

リラックステクニックや深呼吸は、副交感神経を活性化し、身体と心のリラックスを促す方法や技術です。副交感神経は、身体をリラックスさせ、回復させるための神経系の一部で、ストレスを和らげ、心身の健康をサポートします。

プログレッシブ・マッスル・リラクセーション

リラックステクニックの1つとして、**プログレッシブ・マッスル・リラクセーション**（Progressive Muscle Relaxation／PMR）という、内科医、精神科医で生理学者のエドモンド・ジェイコブソンによって開発された方法があります。

このテクニックは、筋肉の緊張を緩和し、身体と心をリラックス状態に導くことを目的としています。やり方は以下の通りです。

①まず、座るか寝転がって、リラックスできる姿勢をとります。服をゆるめにし、外部からの影響を最小限にします。

②身体の各部位の筋肉を順番に緊張させ、約5秒後に息を吐きながら筋肉の緊張をゆるめ、身体への圧迫感を解放します。そのことが副交感神経を刺激します。

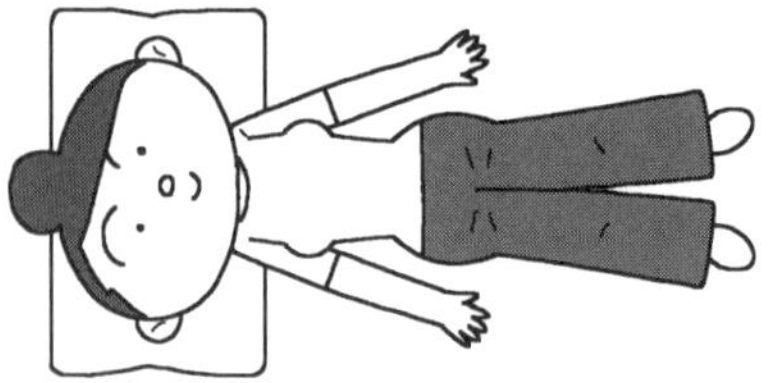

①座るか寝転がって、リラックスできる姿勢をとります。

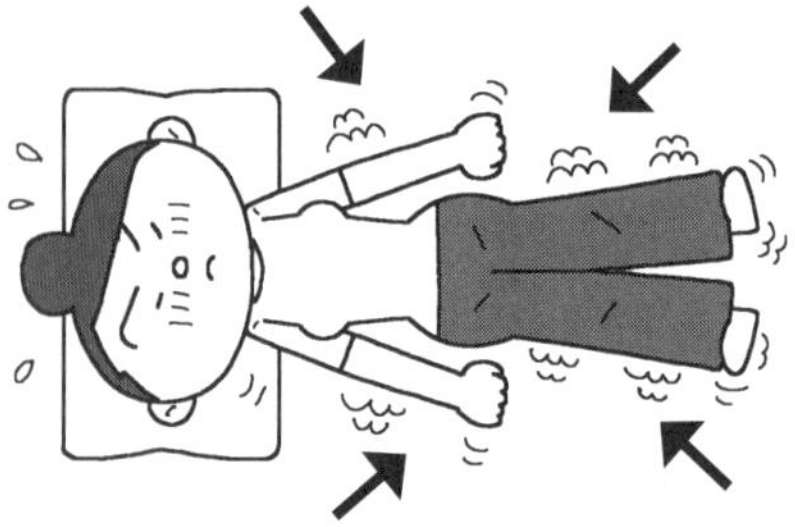

②身体の各部位の筋肉を順番に緊張させ、約５秒後に息を吐きながら筋肉の緊張をゆるめ、身体への圧迫感を解放します。

③筋肉から緊張が解放されるときの感覚がリラクセーションです。

④次の筋肉群に取りかかる前に、約10秒間のインターバルを空けましょう。

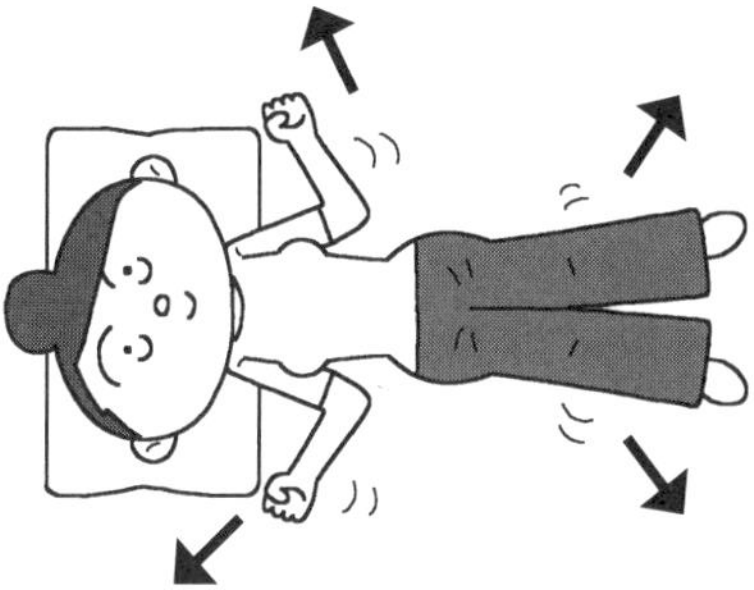

③筋肉から緊張が解放されるときの感覚を大事にしてください。それがリラクセーションです。

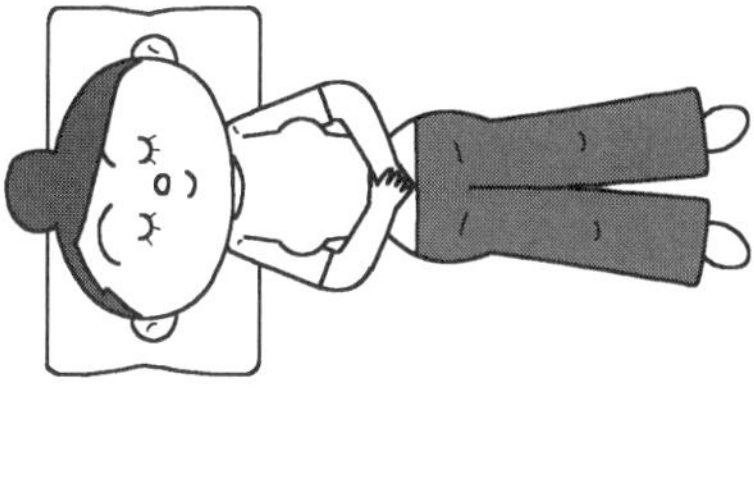

④次の筋肉群に取りかかる前に、約10秒間のインターバルを空けましょう。

マインドフルネス瞑想

マインドフルネス瞑想は、仏教にルーツを持つ瞑想法で、巨大IT企業である米グーグル社が社員のストレス管理やメンタルヘルスの向上、生産性向上のために取り入れ、現在では欧米の多くの有名企業が導入しています。

私たちは、今この瞬間瞬間も実は過去や未来のことにとらわれて、**「心ここにあらず」**の状態が多くの時間を占めています。特に、過去の失敗や未来に対する不安といったネガティブなことほど、頭を離れなくなってしまい、自分自身で不安やストレスを増大させてしまっているのです。こうした「心ここにあらず」の状態から抜け出し、心を〝今〟に向けた状態を**「マインドフルネス」**といいます。

今現在の状態に注意を向け、過去や未来のことに思いを巡らさないようにすることで、副交感神経を刺激し、脳を活性化させ、ストレスを軽減、心身のコンディションを整えるのがマインドフルネス瞑想なのです。

マインドフルネス瞑想には、さまざまな実践方法がありますが、手軽にできる一例として、**「呼吸の瞑想」**をご紹介しましょう。

①背筋を伸ばして椅子か床に座る。目は軽く閉じる。

②息を吸ったときに、おなかや胸がふくらむのを肉体の感覚で感じ、「ふくらんでいるな」と意識する。呼吸は特に意識せず、自然に任せて呼吸する。

③息を吐いたときに、おなかや胸が縮むのを感じ、「縮んでいるな」と心の中で思う。何か気になる感情や思考が浮かんできた場合には、それに対して「良い／悪い」などの評価をすることなく、そういう思念が現れたことを第三者的に観察し、「呼吸に戻ろう」と自分に言い聞かせて、再び呼吸に意識を戻す。

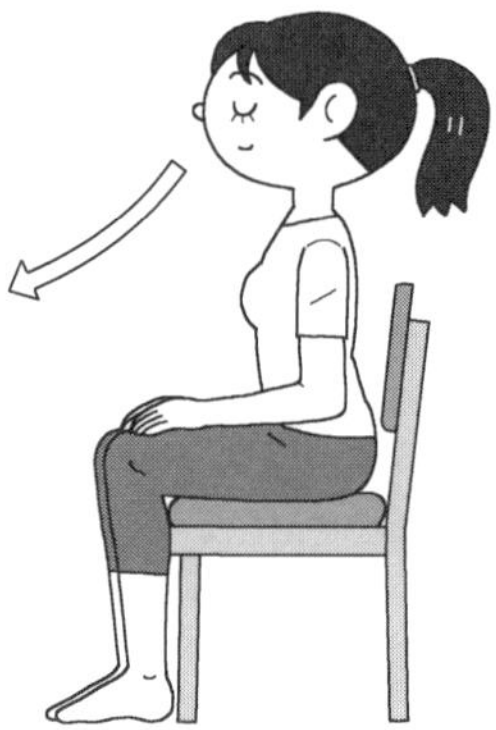

①背筋を伸ばして椅子か床に座る。目は軽く閉じる。

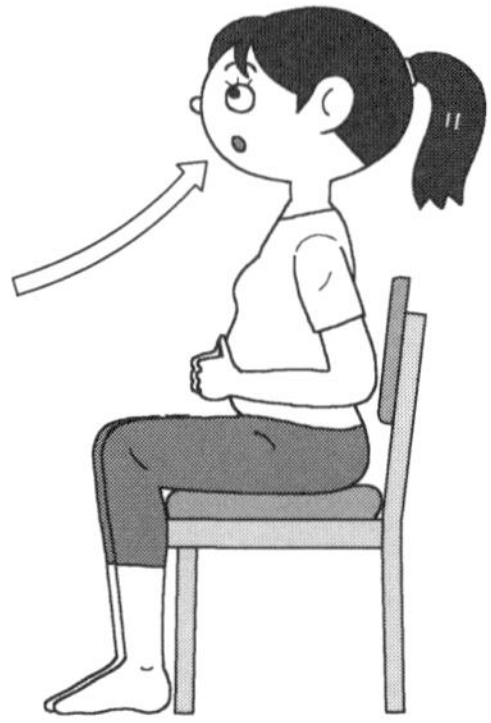

②息を吸ったときに、おなかや胸がふくらむのを肉体の感覚で感じ、「ふくらんでいるな」と意識する。呼吸は自然に任せる。

呼吸の瞑想は、初心者なら1日10分ほど行うのがお勧めですが、慣れてくれば時間を延ばしても構いません。

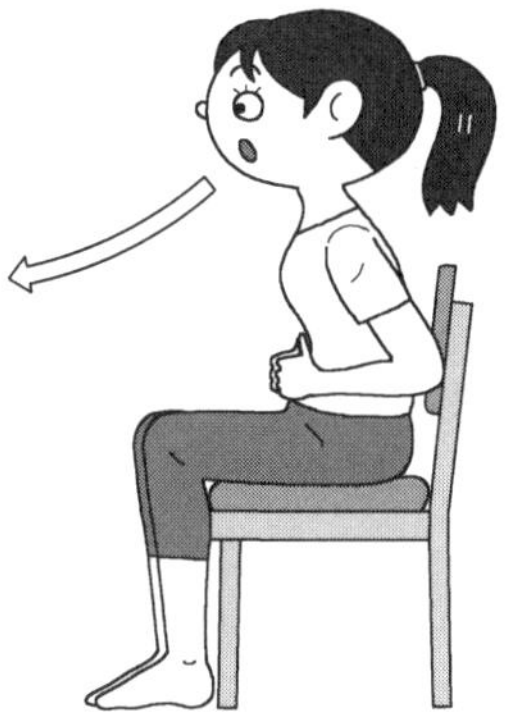

③息を吐いたときに、おなかや胸が縮むのを感じ、「縮んでいるな」と心の中で思う。雑念が湧いてきたら「雑念が湧いてきたな」とただ客観的に観察し、呼吸に意識を戻す。

深呼吸

深呼吸をするだけでもストレスホルモンの分泌が減少し、心拍数が安定します。
①ラクな姿勢で座り、目を閉じて、口を閉じます。鼻からゆっくりと息を吸い込み、深呼吸を始めましょう。吸うときにおなかがふくらむように気をつけ、吐くときには口からゆっくりと空気を吐き出し、おなかを縮めるようにします。
②そのとき、数を数えながら呼吸をするといいでしょう。吸うときに数え、吐くときにも同じ数を数えます。例えば、４秒かけて吸い込み、４秒かけて吐き出すなど、一定のリズムを保つようにします。
③吸うときには新鮮な空気や穏やかな風景などを心に思い浮かべましょう。
④吐くときには不要なストレスや緊張を思い浮かべ、それを体外に放出するイメージでゆっくりと腹式呼吸で吐き出します。

これを数分間続け、必要に応じて日中に定期的に繰り返します。特にストレスを感じたときや、リラックスが必要なときに取り入れると効果的です。

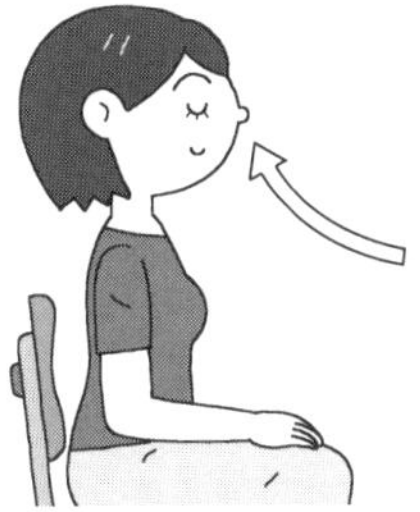

①ラクな姿勢で座り、目を閉じて、口を閉じます。鼻からゆっくりと深呼吸をスタート。

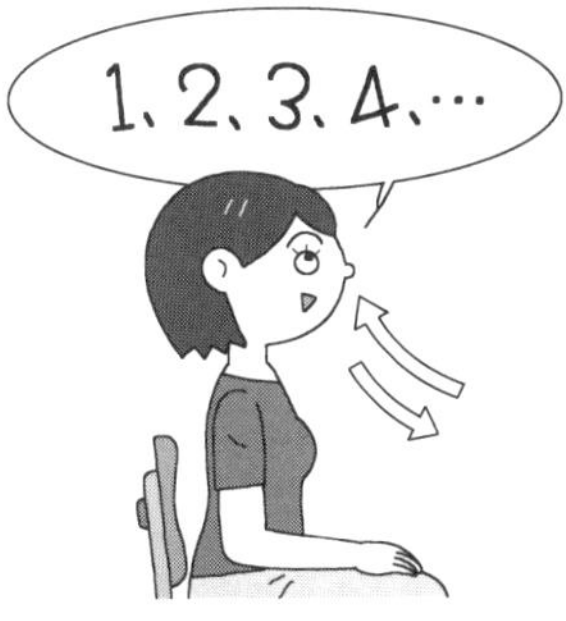

②数を数えながら一定のリズムで呼吸をしましょう。吸うときに数え、吐くときにも同じ数を数えます。

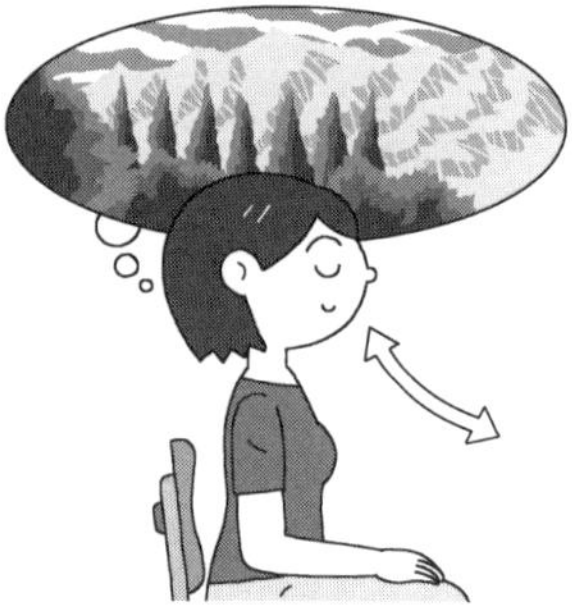

③吸うときには新鮮な空気や穏やかな風景などを心に思い浮かべるように。

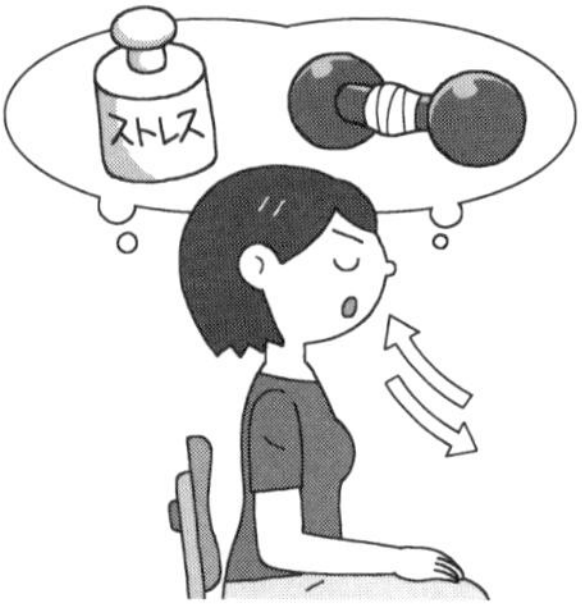

④吐くときには不要なストレスや緊張を思い浮かべ、それを体外に放出するイメージでゆっくりと腹式呼吸で吐き出します。

副交感神経が優勢になることで得られるリラックス効果は、膀胱の過敏症候群など、膀胱の機能に影響を与え、ストレスなどによる心因性頻尿の緩和に結びつくことがあります。

リラックスする方法は個人によりそれぞれ違いますが、毎日リラックスして過ごす生活が頻尿の改善に大きく寄与することは間違いないでしょう。

膀胱を強化するための「膀胱訓練」

尿漏れを防ぐトレーニング

咳をしたり、くしゃみをしたり、重いものを持ち上げたりしたときに、思わず尿が漏れてしまうという経験は歳をとると誰にでもあるでしょう。

腹部に強い力が加わったときに尿が漏れてしまう症状を、**腹圧性尿失禁**といいます。これは加齢などにより尿道を支えている骨盤底筋の働きが弱くなることで、尿漏れを起こす病気です。

一方、**過活動膀胱**では、トイレに行くまでに間に合わなくて、尿が漏れてしまう、**切迫性尿失禁**という症状が起こります。腹圧性尿失禁と切迫性尿失禁を一緒に患うケースも少なくはありません。

予防や治療には**骨盤底筋体操**（125ページ参照）が有効ですが、**「膀胱訓練」**も効果があります。膀胱訓練とは、トイレに行きたくなってもすぐには行かずに、排尿を我慢する訓練のことで切迫性尿失禁にも有効です。要は**トイレに行く間隔を少しずつ延ばしていくことで、膀胱の容量を増やすことを目的とする**ものです。ただし、これには膀胱炎などの感染症がないことが前提となります。

膀胱訓練は、すべての人に効果があるとはいえませんが、6割から7割くらいの方には効果があるといえるでしょう。以下のような手順で行ってください。

①最初は短い間隔で尿意を我慢するトレーニングを行います。トイレに行きたくなってから1～2分程度、尿意を我慢することから始めるイメージです。尿

道を意識的に締めるようにしてください。

②その後、5〜10分など少しずつ我慢する時間の間隔を延ばしていきましょう。1週間ほど続けていくことで、徐々に膀胱がより多くの尿をためることができるようになっていきます。

③15〜60分単位で排尿間隔を延長できるようになってきたら、かなりの改善といえます。尿意を感じてから2〜3時間ほど我慢できるようになれば、このトレーニングの目標は達成です。

膀胱訓練を行うことで、膀胱が鍛えられ、膀胱の筋肉が回復して、ためる尿の量が増えるため、尿意がコントロールできて、トイレへの不安感も軽減されます。心因性要素の強い頻尿の方には、特に効果があるでしょう。

膀胱訓練

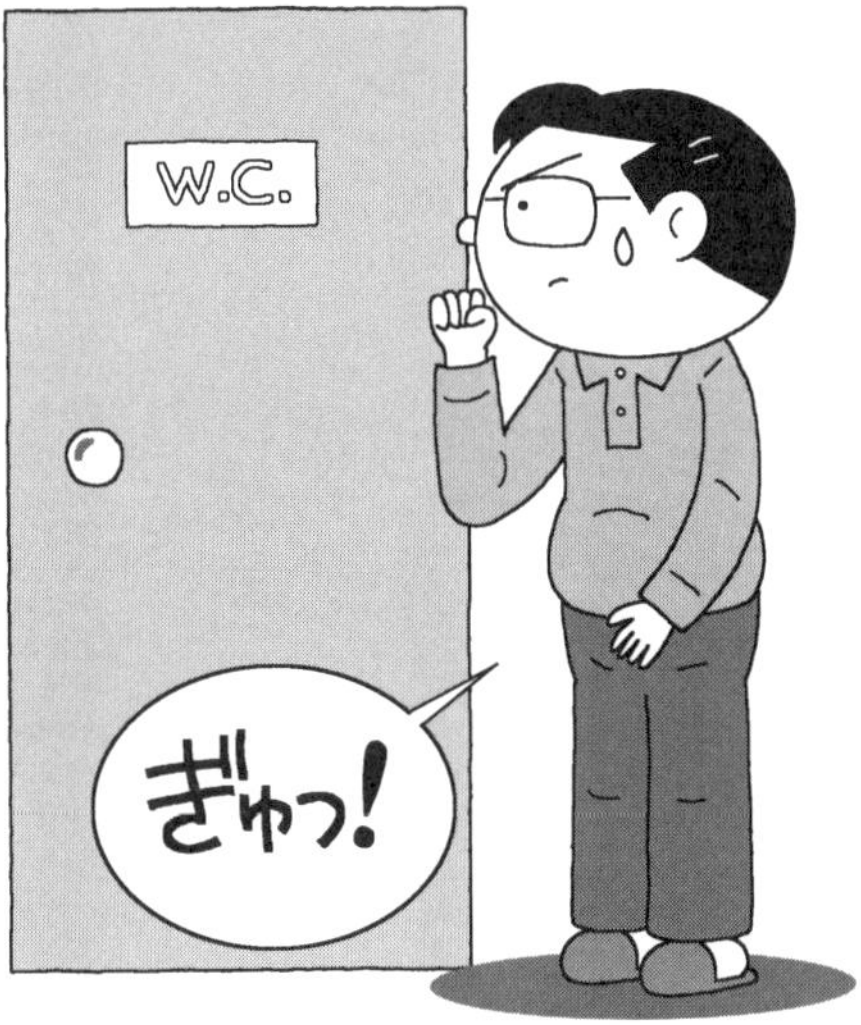

1. 最初はトイレに行きたくなってからまずは1～2分程度、尿道を締めて尿意を我慢することからスタート。

2. その後、少しずつ我慢する時間の間隔を延ばしていきましょう。

3. 尿意を感じてから2～3時間我慢できるようになれば、膀胱訓練のゴールです。

昼間に適切な水分をとり、就寝前の水分摂取を制限

「多飲」は「多尿」につながるので要注意！

昼間に適切な水分をとり、夜間の水分摂取を制限することは、頻尿の管理に役立つアプローチの1つです。

日中に適切な水分をとることはとても大切です。身体に必要な水分を確保するために、飲水を積極的に行いましょう。昼間に水分を適切にとることで、健康な排尿習慣のリズムがつくれます。特に暑い季節や運動量が多いときには、汗をたくさんかくので、そのぶんの水分を補うことも大切です。

ただし、過度に飲みすぎないように気をつけてください。**「多飲」は「多尿」につながる**だけでなく、腎機能への負担になるからです。

夜間は頻尿を減らすために、寝る前の水分摂取を制限しましょう。特に就寝の2～3時間前は水分摂取を控えることがお勧めです。寝る前の1時間前に水分をとると、トイレの回数は1回増えるといわれています。就寝前の水分制限で、良質な深い睡眠が促進されます。

ただし、「夜トイレで起きたくないから」と、猛暑のときなどに極端に水分摂取を減らすことにも注意が必要です。水分が少なすぎることで、脱水症状や熱中症が引き起こされ、筋肉の痙攣や循環不全による心筋梗塞や脳梗塞のリスクが高まるからです。

「水をたくさん飲むと病気にならない」という情報がメディアなどで流れています

が、**「水をたくさん飲めばリスクを防止できる」という科学的な根拠はありません。**

適切な水分摂取量は個々の身体状態、健康状態、活動レベル、気温などによって異なります。個人が必要な水分摂取量は異なるため、一概に「たくさん飲むことが健康に良い」とは言い切れないのです。

また、温かい飲み物と冷たい飲み物とでは、冷たい飲み物のほうが身体を冷やすため、膀胱の筋肉が縮んで尿意を感じやすくなります。

健康な飲水習慣を確立するためには、自分の体調や状況に合わせて適切な水分摂取を心がけることが重要です。

「取り入れる量」と「排出する量」のバランスをとることが大切なのです。

水の飲み過ぎには危険が潜んでいる

「多飲」で腎機能の悪化や水中毒症の恐れも

先の項で少し触れましたが、水の飲みすぎによる弊害について、もう少し詳しくお伝えしておきましょう。

最近、「夜寝る前に、水分をたくさんとると血液がサラサラになって、脳梗塞や心筋梗塞が予防でき、健康を保てる」というような情報が溢れていることは、前述の通りです。しかし、就寝前に水を飲めば、夜間や早朝の脳梗塞や心筋梗塞の発作を予防できるという、医学的に確実なエビデンスはありません。

高齢者は感覚機能が鈍りやすく暑さに気づかずに過ごしてしまいがちです。また、エアコンの風を嫌って暑くても我慢してしまうため、熱中症のリスクが高まります。たしかに熱中症対策に水分補給は必要です。しかし、予防や対策だといって飲みすぎると、当然尿の量は増えます。

人間の摂取する水分は飲み物と食事から得ています。出ていく量は尿と便の中に含まれる水分や汗、不感蒸泄《ふかんじょうせつ》といって皮膚や粘膜、呼気から蒸発する水分です。

本来人間は、適正な環境にいる場合、1日に体重1kgあたり、20mℓから25mℓの水分が必要です。**体重60kgの男性の場合で、1.2ℓから1.5ℓぐらい**です。食事の量が少ない方は少し多めに必要になります。

このバランスがとれていればいいのですが、実は、**夏場の夜間頻尿の原因の多くは「多飲」**なのです。

水の飲みすぎは多尿になるだけではなく、腎機能の悪化も招きます。腎臓のろ過機能に過剰な負担がかかるからです。

さらに、うまくろ過されなかった体液と老廃物が体内にたまり、**水中毒**（低ナトリウム血症）を引き起こしてしまう恐れがあります。

水を過剰に摂取すると、体内の電解質バランスが乱れます。特にナトリウム（塩分）の摂取が不足している場合、水中毒のリスクが高まります。水中毒症状では、頭痛、吐き気、嘔吐、痙攣、意識喪失などが起こります。

通常、健康な成人であれば、一度に大量の水を摂取しない限り、水中毒のリスクは低いのですが、長時間にわたり大量の水をとり続けることは、身体にとって非常に危険なことなのです。

利尿作用が高いアルコールやカフェインは適量を

玉露のカフェイン含有率はコーヒーの2倍

仕事や勉強で何かに集中したいときに、コーヒーやお茶を飲むと眠気がとれてスッキリします。それは、これらの飲み物には**カフェイン**が含まれているからです。カフェインには興奮作用や血管の拡張作用、交感神経を刺激する作用があり、疲労回復などには効果的ですが、睡眠を妨げる要因にもなります。

さらに尿の排出を促す利尿作用もあるため、飲みすぎると多尿や頻尿になってしまいます。カフェインは中枢神経系を刺激し、腎臓での**「フィルトレーション」**を増加させます。フィルトレーションというのは、物質や成分を取り除くための、ろ過プロセスのことです。これにより、尿の量が増え、頻尿を引き起こすのです。

カフェインを含む飲み物にコーヒー、ココア、紅茶、お茶などがあげられます。特にお茶の中でも玉露はとりわけカフェイン含有量が多いです。**玉露100㎖には約160㎎のカフェインが含まれています。なんとコーヒーの2倍です。**玉露の飲みすぎと飲む時間帯には、注意しておく必要があります

お茶の中でも、煎茶やウーロン茶はカフェインの量は少なめですし、麦茶やハーブティーなどにはカフェインが含まれていないので、トイレが気になる方はこうしたお茶を選ぶといいでしょう。

【緑茶】

最も一般的なお茶で、一般的には約20～45㎎のカフェインが含まれています。ただし、茶葉の種類や抽出の仕方によって異なります。

【紅茶】

約40～70㎎のカフェインが含まれています。ブラックティーやアッサムティーなど、種類によっても異なります。

【ウーロン茶】

約30～50㎎のカフェインが含まれています。

【プーアール茶】

約30～70㎎のカフェインが含まれています。

【麦茶やハーブティー】

カフェインは含まれていません。

ビールは水の約10倍の速さで尿をつくる

アルコールは腎臓の機能を刺激し、尿の生成を促進します。アルコールを摂取すると、身体内の抗利尿ホルモンの分泌が抑制され、水分の排泄が増加します。これが、アルコール摂取後に頻繁にトイレに行く原因の1つです。

また、アルコールは**脱水症状**を引き起こすこともあり、これも尿の増加を促す要因となります。どのお酒にも利尿作用はありますが、飲む種類によっても利尿作用は違ってきます。

なかでも**ビール**には抗利尿ホルモンを抑える働きに加えて、**カリウム**が多く含まれており、新陳代謝を活発にする働きがあり、利尿作用を促します。**ビールを飲むと摂取した1・1倍の尿が出てしまう**といわれています。しかも**ビールは水の約10倍の速さで尿をつくります。**トイレの回数も増え、発汗も増え、脱水症状を引き起こします。それを防ごうと身体が水分を欲し、さらに飲んでしまうという悪循環に陥ってしまうのです。あまり知られてはいませんが、**赤ワイン**、**紹興酒**などにもカリウムが含まれているため、尿量は増えるといわれています。

科学的な根拠はまだ示されてはいないものの、**炭酸類**や**オレンジジュース**などの柑橘系飲料なども、人によっては控えることで頻尿が改善される例があります。

炭酸類やオレンジジュースなど柑橘系飲料には刺激作用があり、膀胱の過度な収縮を引き起こす可能性があるのです。さらに**柑橘系飲料には酸が含まれており、それが膀胱を刺激し、過活動膀胱を引き起こしやすくします。**

また、こちらもエビデンスは不足していますが、**牛乳**や**乳製品**は身体を冷やしやすく、これらも飲みすぎると頻尿になりやすいといわれています。心あたりのある場合は控えてみると良いと思います。

なお、**喫煙はアルコール以上に夜間多尿に悪影響を及ぼす**とされていることを追記いたします。

長時間座ったり、自転車に乗ったりすることを避ける

コロナ禍以降、頻尿の患者が急増の理由

デスクワークや自転車で、長時間にわたり股間の真上に位置する前立腺が圧迫されると、前立腺がむくんで**前立腺炎**が起こり、その結果、尿道や膀胱が刺激され尿意を感じやすくなります。

前立腺炎の原因には、細菌性のものと非細菌性のものがありますが、非細菌性の原因としては、**長時間のデスクワークや自転車のサドル、バイクのシートなどによる股間の圧迫や過度の飲酒や刺激物の摂取**が挙げられます。

また、疲労、ストレスなどによる免疫力低下が加わると、細菌が増殖して細菌性前立腺炎も起こります。

これは社会現象といえるかと思いますが、新型コロナウイルス感染症拡大以降、リモートワークや自転車通勤をする方が増えたので、座ることが多くなり、頻尿を患う方の声が大変多くなっています。

特に自転車の場合は、細いサドルにまたがって前かがみの姿勢でいることで、前立腺に圧力がかかりやすくなり、前立腺炎を起こしやすくなります。

長時間のデスクワークや自転車にも注意が必要

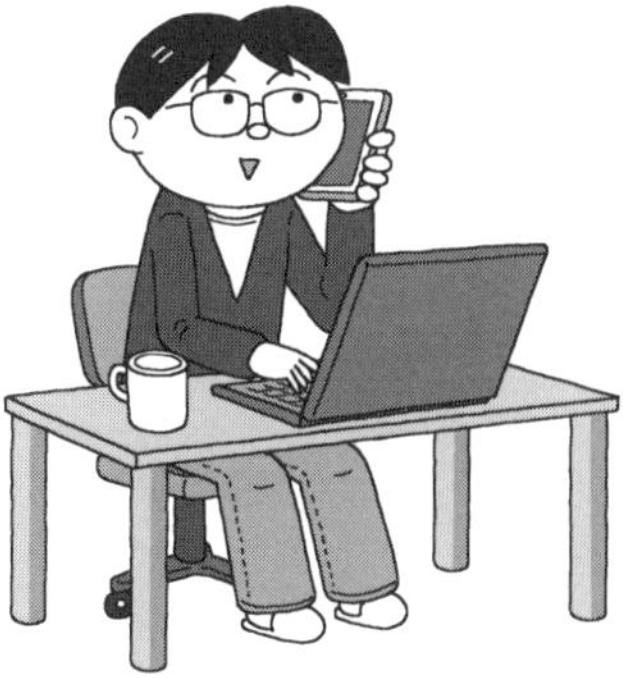

長時間のデスクワークは前立腺の圧迫だけではなく、足のむくみが原因となって多尿を引き起こす場合もある。30 分に 1 回立ち上がることが推奨されている。

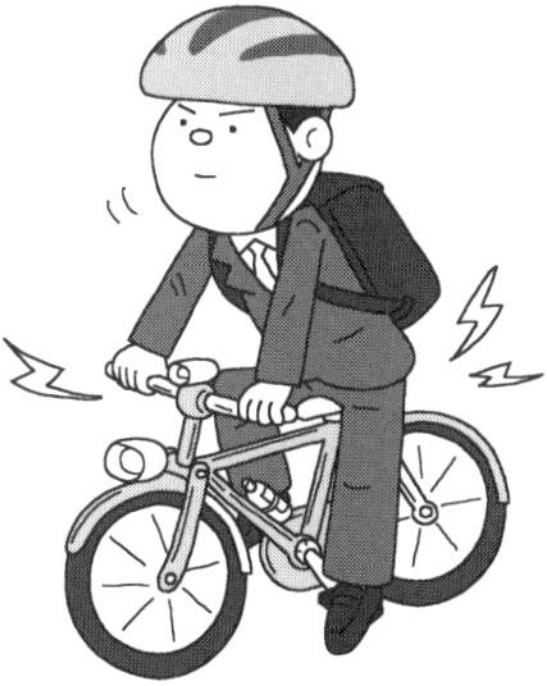

自転車やバイクの運転も長時間にわたる場合には、休憩をはさんで前立腺への圧迫を軽減する心がけを。

第3章

3つの「行動療法」で頻尿と無縁の人生を

夜間頻尿改善の行動療法① 「食事」「ダイエット」

「睡眠ホルモン」を増やす朝食の重要性

脳内で分泌される**「メラトニン」**というホルモンは睡眠のリズムを整える働きをします。

メラトニンは、人体内で自然に生成されるホルモンであり、主に**松果体**（pineal body）と呼ばれる脳内の小さな腺から分泌されます。メラトニンの分泌は通常、目に入る光が暗くなると増加し、明るくなると減少します。これによって、体内時計が調整され、自然な眠りを誘う作用があり、**「睡眠ホルモン」**と呼ばれています。

メラトニンは、加齢とともに分泌量が減っていきますが、食事によって増やすこともできます。

メラトニンの元になる栄養素は**「トリプトファン」「ビタミンB6」**などですが、これらを含む食品を食べて**メラトニンが分泌されるのは、体内に取り込まれてから14〜16時間後**なので、朝食時に摂取することが大事です。

トリプトファンは必須アミノ酸の一種で、体内では生成できないため、食べ物からとる必要があります。ビタミンB6は水に溶けるビタミンの一種で、腸内細菌によってもつくられます。

多くの方は、朝食を軽視して、夕食に1日のご褒美として一番ボリュームがある食事をとりがちです。しかし、50〜60代になって時間的な余裕が出てきたのならば、朝食でしっかり「メラトニン」の材料になるような「トリプトファン」や「ビタミンB6」をとりましょう。

朝起きたら、日を浴びて、必要な栄養素をとり、暗くなったら寝るという、本来の人間の生活リズムを心がければ健康になれるのです。そもそも、**日光浴自体が夜**

間頻尿に有効とされています。
メラトニンは睡眠サポートのサプリメントとしても一般的に利用されています。特に時差ぼけや不規則な睡眠パターンが生じる場合、メラトニンのサプリメントをとることで、睡眠の質を向上させることが期待されます。ただし、個々の体質や健康状態によっては、効果が異なる可能性がありますので、健康状態や既存の医療状態との相互作用も含め、医師と相談することを勧めます。

【トリプトファンが含まれている主な食品】

大豆製品、乳製品、肉類、魚類、穀類、ゴマ、ピーナッツ、バナナなど。

この組み合わせが、メラトニンの分泌を促します。


【ビタミンB6が含まれる主な食品】

鮭、サバ、さんま、鶏ささみ、酒かす、抹茶、ゴマなど。

特に鮭には「**アスタキサンチン**」という抗酸化物質が多く含まれています。朝食に鮭を食べる日本の食文化は理にかなっているということです。

また、**亜鉛やリコピンなどの抗酸化物質を含んだもの**も朝食に取り入れましょう。

亜鉛は細胞のＤＮＡの修復やたんぱく質の合成に関わり、免疫力や抗酸化力、代謝アップなど、疲れにくい身体をつくります。

リコピンは抗酸化作用が高く、油との相性もいい栄養素です。男性の前立腺肥大症予防にも有効とされています。

【亜鉛が含まれる主な食品】

牡蠣、あわび、たらばがに、するめ、豚レバー、牛肉、卵、チーズ、高野豆腐、納豆、えんどう豆、切り干し大根、アーモンド、落花生、煮干し粉など。

【リコピンが含まれる主な食品】

トマト、スイカ、ピンクグレープフルーツ、柿など。

亜鉛は最強のアンチエイジング栄養素

頻尿、多尿の一番の原因は加齢であると繰り返しお伝えしてきました。身体を若返らせるアンチエイジング栄養素はこれらを改善するために必要な身体全体の健康をサポートし、症状を軽減させせます。

そして、この**アンチエイジングに一番作用する栄養素が亜鉛**です。

亜鉛は体内に約２０００㎎存在し、主に骨格筋・骨・皮膚・肝臓・脳・腎臓などにある成分です。たんぱく質の合成に関わる酵素の材料として使われます。

しかし、日本人は先進国の中で唯一、亜鉛が足りない国民といわれています。

毎日の食事に必要な亜鉛の量は、およそ15㎎です。

最近は何かとストレスの多い時代です。亜鉛は十二指腸から吸収されますので、ストレスなどでこの臓器にダメージを受けると、なかなか思うように吸収されません。ただでさえ日本人の食生活習慣の中に少ない亜鉛が、さらに吸収されにくい状況にあるのです。

お酒をよく飲む方も注意が必要です。アルコールの代謝に関わる酵素は亜鉛を材料としており、飲酒により体内の亜鉛が使用されるだけではなく、尿中への亜鉛の排泄を促してしまうのです。

亜鉛は、抗酸化作用や免疫機能を高める効果があり、アンチエイジングに大きく関わり、細胞の分裂や再生をスムーズにさせて、疲労回復や若さの維持に欠かせないミネラルです。亜鉛が不足すると、脱毛や皮膚障害、疲れがちで精神も不安定な状態になってしまいます。

亜鉛は性機能にも重要な役割を果たしており、前立腺肥大症などの疾患にも大きく関わっています。

乳製品の中には、亜鉛が多く含まれていますが、実は、牡蠣には驚くほど多くの亜鉛が含まれています。**牡蠣の100g中に含まれる亜鉛の量は40㎎**と他の食品とは桁が違います。しかし、牡蠣を大量に食べるような食習慣は日本にはありません。積極的に亜鉛を多く含む食材を摂取するよう心がけるといいでしょう。加熱した牡蠣でも亜鉛はとれますが、やはり生で摂取する**全体食**《ぜんたいしょく》がいいでしょう。

全体食とは、食物は全体でひとつの命、それを丸ごと余すところなくいただく、という考え方です。食物を丸ごといただくということは、当然ながらその食物が持つ栄養素が全部とれるということで、牡蠣の生食は牡蠣アレルギーさえなければ極めて有効な全体食といえます。

普段から一汁三菜のような食事をとっていれば、亜鉛は十分な量を摂取できますが、仕事などで忙しい方は、加工食品やレトルト食品を利用することもあると思います。

加工食品やレトルト食品は亜鉛を排泄する化学物質を含んでいるため、その際は一品だけでも自炊してプラスするなどの努力や工夫も大切です。

お酒が好きな方は、適正量を守り、おつまみに亜鉛を多く含む肉や魚、大豆製品、ナッツ類を選びましょう。

亜鉛を豊富に含む食品

（単位mg／100g中）

牡蠣	**40.0**
スモークレバー	9.0
パルメザンチーズ	7.3
煮干し	7.2
ゴマ（乾燥）	7.1
豚レバー	6.9
たたみいわし	6.6
松の実	6.0
凍り豆腐	5.5
カシューナッツ	5.4
ほや	5.3
ラム	5.0
カボチャの種	4.9

避けたほうが良い食べ物

「塩分」や「糖分」、あるいは「辛い食べ物」をとると、喉が渇くために水分を欲してしまいます。また、辛いものや酸っぱいものは膀胱を刺激し、過活動膀胱の症状の悪化を招く恐れがあります。

もちろん必要な量はとるべきですが、**日本人は塩分をとりすぎる傾向**にあります。塩分は、高血圧や心臓病などの健康問題と密接に関連しているため、普段から適切な摂取を心がけることが重要です。**主な塩分摂取源となっているのは、調味料、加工食品、インスタント食品、出前や外食**などであることを覚えておいてください。

また、日本の伝統的な食事は、しょうゆやみりん、だしを多用するため、塩分が多く含まれています。海藻類や魚介類ももともと塩分を含んでいます。これらの食材は日本の食文化に欠かせないものですが、過剰に摂取することは健康に悪影響を及ぼす可能性があります。

過剰な塩分摂取によって、体内のナトリウム濃度が上昇し、それによって体内の水分量も増加します。これにより、腎臓が余分な水分を取り除こうとし、尿の量が増え、頻尿が発生するのです。

辛い食べ物には刺激性があり、尿道や膀胱に一時的な刺激を与える可能性があります。これも頻尿を引き起こす原因になります。もちろん、辛い食べ物を食べると、一時的に体温が上昇したり、発汗量が増えたりするので、喉が渇いて水分を過剰に摂取してしまうことも頻尿につながります。

砂糖は体内でブドウ糖に分解され、その結果、血糖値が上昇します。**高血糖状態が続くと、腎臓は余分なブドウ糖を尿として排泄するために、組織の細胞から水分を血管内に引き込もうとします。これにより、尿の量が増加し多尿になります。**糖尿病の人が夜間多尿になりやすいのはそのためです。また、糖分は膀胱を刺激して、排尿を促進する作用もあります。

果物にも多くの糖分が含まれていますので、就寝前に食べるのは控えたほうがいいでしょう。

さらに、糖分の過剰摂取により肥満になる恐れもあります。

肥満になると、**腹部の脂肪が膀胱を圧迫**し、これにより、膀胱が正常に機能せず、頻尿、尿漏れの症状が起こりやすくなるのです。

また、肥満はホルモンバランスにも影響を与える可能性があります。特に、脂肪組織はホルモンの産生や分泌に関与しており、これが尿の制御に影響を及ぼすのです。このため、ダイエットは夜間多尿の行動療法として推奨されています。

血液の浄化や目に良いといわれ、健康食品として人気のブルーベリーは、それに含まれる「酸」が、膀胱を刺激するため、食べすぎると頻尿になりやすくなります。

尿中のｐＨは通常、わずかに酸性または中性ですが、異常に酸性の尿は膀胱を刺激し、過活動膀胱の症状の悪化を招く恐れがあります。また、酸性尿は尿路感染症が発生するリスクを増加させることもあります。酸性の尿が長時間続くと、膀胱や尿道の健康が損なわれる可能性もあります。

前述した朝食でお勧めした食材のトマトも酸性食品のため、食べすぎには注意が必要でしょう。

どんな食べ物であれ、適量が望ましいということです。

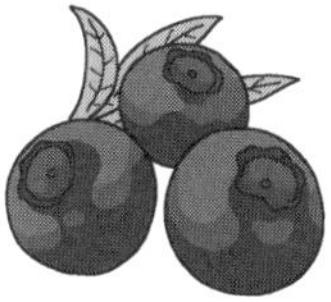

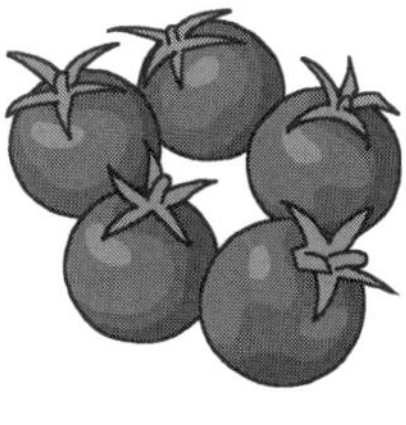

食物繊維が多い食品は膀胱の圧力を軽減する？

食物繊維が豊富な食品を摂取することは、一般的に膀胱の健康に良い影響を及ぼす可能性があります。食物繊維が多い食品は、便秘を予防し、腸の健康を促進するために役立つことが知られています。便秘が続くと、膀胱に圧力がかかることがあり、頻尿や尿漏れなどの問題が生じる可能性が高まるからです。

高食物繊維の食品は、便を柔らかくし、腸の蠕動《ぜんどう》運動を促進するのに役立ちます。これにより、便秘を予防し、腸内の便がスムーズに排出されます。**便秘が軽減されると、膀胱への圧力が減ります。**

また、食物繊維の豊富な食事は満腹感を促進し、食べすぎを防ぐことになります。これにより、体重の維持や減量がサポートされ、肥満を防止し、膀胱への余分な圧力を軽減することができます。

食物繊維の多い食品は血糖値の安定に役立つことも知られています。糖尿病の管理が十分できれば、高血糖が膀胱の機能に悪影響を与えて、頻尿や尿意の増加を引き起こすことも防止できます。

一部の食物繊維には抗酸化作用があり、細胞への酸化ストレスを軽減することもわかっています。これが膀胱の粘膜や組織に対して保護的な効果を持つ可能性があります。

抗酸化作用のある食物繊維は、主に**ポリフェノール**や**β－カロテン**といった成分を含んだ食品です。以下に、主な抗酸化作用を持つ食物繊維の例を挙げてみます。

【フラボノイド】

フラボノイドはポリフェノールの一種で、柑橘類、ベリー類、紅茶、赤ワインなどに多く含まれています。

【クエン酸】

柑橘類やレモンに多く含まれるクエン酸にも、抗酸化作用があります。これらは、活性酸素を除去し、細胞を保護します。

【β−カロテン】

β−カロテンはプロビタミンAの一種で、ニンジン、カボチャ、ホウレンソウ、マンゴーなどの色の濃い野菜や果物に多く含まれています。β−カロテンは抗酸化作用で、免疫機能の向上や細胞をダメージから保護することに役立ちます。

【セルロース】

セルロースは野菜や果物の細胞壁に含まれる食物繊維で、主に消化管の動きを促進し、便秘を予防する役割があります。セルロースにも一定の抗酸化作用があると考えられています。

「イソフラボン」で前立腺肥大症の予防を

イソフラボンには、植物エストロゲンとしても知られる化合物が含まれており、これが前立腺肥大症の進行に対して抑制する効果を持ちます。前立腺肥大症は、男性ホルモンであるテストステロンと、その他のホルモンのバランスが影響を与えることが知られており、女性ホルモンと似た働きをするイソフラボンは、これらのバランスを調整できるといわれています。

イソフラボンは植物由来のフラボノイドで豆類に含有されていますが、**大豆には特に豊富です**。イソフラボンはグリコン型とアグリコン型の2つの形態があります。グリコン型イソフラボンは、イソフラボン分子が糖分子と結びついた形で、アグリコン型イソフラボンは、イソフラボン分子が糖分子から解放された形です。

通常、食品中のイソフラボンはグリコン型の形で存在しています。ただし、体内で吸収されるときに、グリコン型はアグリコン型に変換されることがあります。この変換が、イソフラボンの生理活性を発揮するための重要なステップなのです。

アグリコン型イソフラボンの代表的なものには、ダイゼインやゲニステインがあります。これらは大豆製品に多く含まれており、近年、**大豆イソフラボン**が注目されている理由です。

これらの成分は、抗酸化作用や女性ホルモンのような作用などがあるとされ、**「悪玉男性ホルモンDHTに変わる酵素をブロックする」「悪玉に変わってしまった男性ホルモンを受容体に結合させない」**さらに**「ホルモンの受容体そのものの発現を弱める」**というトリプルの働きを持っています。

また、イソフラボンには抗酸化作用があることが知られており、前立腺肥大症の進行で起こる炎症や酸化ストレスを軽減するのに役立ちます。しかし、とりすぎると逆にテストステロンが抑制されて、夜間多尿につながってしまいます。

「豆乳が夜間頻尿に効く」と聞いて、1日に何ℓも飲んでしまった人に、問題が起きたという報告もあります。豆乳などは、適量をいただくのが良いでしょう。

また、サプリメントなどでイソフラボンをとる場合、適切な量や個々の健康状態に応じて摂取することが大切です。できれば、医師や栄養士と相談することをお勧めします。

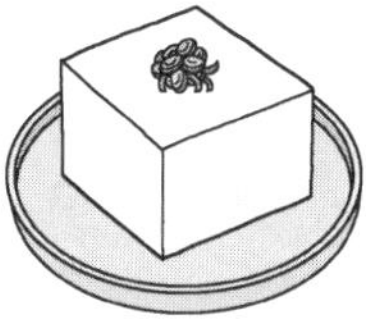

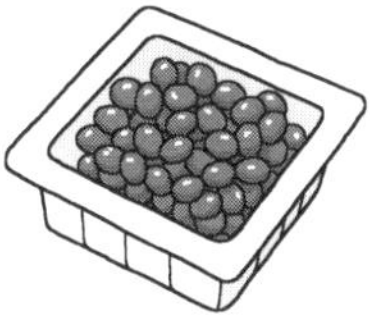

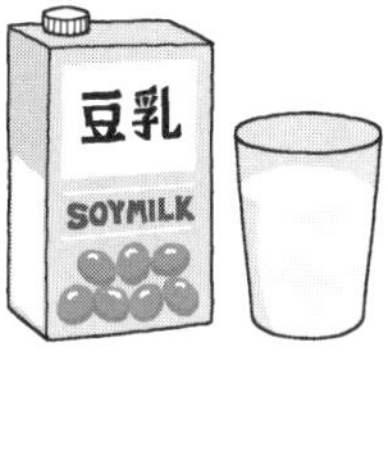

肉類や乳製品で加齢をストップ！

肉類や乳製品はコレステロール値が高くなるので、悪者扱いされがちですが、**コレステロールは男性ホルモン、女性ホルモンをつくる原料として欠かせない栄養素**です。

また、**良質なたんぱく質**は細胞の構築や修復に必要であり、肌や筋肉などの組織をサポートします。たんぱく質はテストステロンの材料にもなるのです。

肉類には、良質なたんぱく質のほかに、**ビタミンB12**も豊富です。ビタミンB12は細胞の健康や神経系の機能を正常にし、エネルギー代謝もアップしてくれます。

さらに、肉類には**ヘム鉄**が豊富に含まれています。ヘム鉄は非ヘム鉄よりも吸収率が高く、貧血の予防やエネルギー生産を促します。

歳をとるにつれて、肉類をあまりとらなくなる傾向になりがちです。もちろん、魚などでたんぱく質をとることがいけないわけではないのですが、赤身の肉などとオクラや納豆、山芋などの**ネバネバ食品**を一緒に食べると、テストステロンが格段に増えやすくなります。テストステロンが増えればアンチエイジングにつながります。これまで繰り返してきましたように、夜間頻尿の原因の一番は加齢ですので、こうした食べ物を積極的に取り入れることで、症状を抑えることができます。

乳製品はカルシウムの主要な供給源であり、骨や歯の形成、維持に重要です。カルシウムは骨密度をサポートし、骨折のリスクを低減します。

また、乳製品は**ビタミンD**を多く含んでいます。ビタミンDはカルシウムの吸収を助け、骨や免疫機能の維持に非常に大切な栄養源です。ビタミンDは、日光によってもつくられるため、屋外での定期的な日光浴もビタミンDの供給源となります。

朝早く起きて、日光を浴び、牛乳やヨーグルトなどの乳製品を朝食にいただく生活サイクルはとても健康に良いということです。

肉類や乳製品はたんぱく質、カルシウム、ビタミンなどの栄養素を提供するため、バランスのとれた食事に含めることは、とても重要ですが、過剰な肉類の摂取や高脂肪の乳製品の摂取は、心臓病や糖尿病などの生活習慣病に影響する可能性があります。したがって、食事のバリエーションを考え、野菜、果物、穀物、健康的な脂肪源（オリーブオイル、アボカドなど）など、ほかの栄養素もバランス良くとることが大切でしょう。

ひとり暮らしの方は、外食が多くなりがちですが、外食には塩分や化学調味料が多く含まれています。**化学調味料は、若さを維持する栄養素である亜鉛などのミネラルを排出する働きがあるため、老化を加速させます。**化学調味料の使用が健康に悪影響を与えるかどうかは、その量や個々の体質によりますが、やはり、バランスの取れた食事と摂取量に関する注意が重要だということです。

以上、頻尿に関わる食事について解説しましたが、特定の食品を摂取した際に頻尿が生じる場合は、それを避けることも必要でしょう。

夜間頻尿と食べ物は密接に関係しているため、日々の食事には十分気をつける必要がありますが、だからといって、あまり厳しく制限をしてしまうと、人生を楽しめなくなってしまいます。

「朝食は豪華にして、夕食は質素にする」「平日は制限して、土日は好きなものを食べる」など、メリハリをつけて考えるようにすれば、ストレスの少ない食生活が送れるでしょう。

夜間頻尿改善の行動療法②「運動」

運動不足でむくんだ身体が夜間多尿を引き起こす

メタボリックシンドロームや生活習慣病の予防のために推奨されている**各種の適度な運動は、夜間多尿に有効**とされています。運動にはストレス軽減作用や、睡眠を深くして膀胱知覚の過敏性を抑え、尿意により目覚めることを減らす効果もあります。

運動不足になると、下半身の筋力が低下し、身体の血液を循環させるポンプ作用が効かなくなり、足に水分がたまってむくみやすくなります。その状態で横になると、下半身にたまった水分が還流され、多尿を引き起こしてしまいます。

足の筋肉、特に下肢のふくらはぎの筋肉などは、血液を心臓にポンプアップする役割を果たしていて、これは、**「筋肉ポンプ効果」**と呼ばれています。

歩行や運動をすると、筋肉は収縮と拡張を繰り返します。ふくらはぎの筋肉が縮むと、静脈が圧迫され、血液が心臓に向かって押し出されるのです。

さらに、**筋肉運動はリンパ液を循環させます。**リンパ液は老廃物や細菌を取り除く役割を担っていて、筋肉の動きによってリンパ液が適切に循環し、その機能を全うしています。

このようなメカニズムによって、足の筋肉は血液やリンパ液の循環を促進し、体内の水分バランスを維持してくれています。運動不足や長時間の座り仕事などで、筋肉ポンプが十分に機能しないと、むくみや血液の滞留などが起きます。そして、**就寝時に横になってから下肢にたまった水分が血管内に戻り、静脈還流により夜間の尿産生が増え、多尿になってしまう**のです。

運動不足は間違いなく多尿と大きく関わっているのです。

足のむくみは、夜間多尿を引き起こしやすくなるリスクだけではありません。**下半身にたまった水分が就寝中に血管内に戻り静脈還流が起きると、心臓への負担が大きくなり、心不全のリスクも高まります。**心臓に負担がかかることで、水分を減らそうとして利尿ホルモンが分泌され、さらに、夜間の多尿が起こってしまいます。

加齢や運動不足によって衰えるのは、下半身の筋肉だけではありません。尿をためたり出したりする役割の膀胱も、骨盤底筋の筋肉が調整しています。骨盤底筋が衰え、調整機能がうまく働かなくなると、膀胱に尿をためられなくなったり、膀胱出口の尿道をうまく締められなくなったりして、頻尿や尿失禁症状が起こります。

皆さんの中にも、くしゃみや咳、笑いなどの瞬間に尿漏れも起こしてしまった経験があるという方がいると思います。

尿漏れがくしゃみ、咳、笑いなどの瞬間に起こる状況は、**「腹圧性尿失禁」**または**「ストレス尿失禁」**と呼ばれることがあります。これは、腹圧が急激に上昇する瞬間に、尿道周囲の筋肉や骨盤底筋がうまく機能せずに起きてしまう症状です。

これらを鍛えるのにお勧めなのが、前述した**膀胱訓練**（72ページ参照）や、125ページから紹介する**骨盤底筋体操**です。骨盤底筋体操は、寝転んだままや、椅子に座ってテレビを観ながらなど、日常の生活の中に取り入れることができる**「ながら運動」**です。

これは、忙しいスケジュールや時間の制約がある人たちにとって、運動を日常的に取り入れる方法として、とても便利で効果的です。ほかの活動をしながら運動を行うことで、精神的にも肉体的にも負担を感じずに気軽に始められます。

デスクワーク中やテレビを観る時間を利用して、足首を回す、腕を伸ばす、背伸びをするなどのストレッチを心がけることから始めましょう。

まずは簡単な運動から「足上げ」「ウォーキング」

「筋肉ポンプ効果」を高める「足上げ」

時間が少しでもとれるようになったら、簡単な運動から始めてみましょう。

「足上げ」は、下半身にたまった水分を、足を上げることによって、上半身へ移動させる運動です。

人間の身体は、心臓の収縮によってつくられた圧力で、大きくて弾力的な動脈を血液が通り、全身の細胞に酸素や栄養素を与えています。組織に酸素と栄養素を供給した血液は、毛細血管から出た老廃物や二酸化炭素を回収して、静脈を通って心臓に戻ります。このプロセスから細胞は必要なエネルギーや物質を得て、身体の機能が維持されています。

本来であれば、ふくらはぎの筋肉などが、血液を心臓にポンプする役割を果たす**「筋肉ポンプ効果」**が働いて循環しているのですが、加齢やダイエットなどで下半身の筋肉が衰えると、体内の水分を持ち上げる力が低下して、足がむくみやすくなってしまうのです。

そこで対策として、**足のむくみ出す午後から夕方に、下半身にたまった水分を上半身に移動させましょう。**運動によって解消するのが理想ですが、その時間などがない方のためにお勧めする簡単な方法が、仰向けに寝て、足を高い位置に上げる「足上げ」です。

足を上げることで、重力の影響を受けずに水分やリンパ液が心臓に戻りやすくなり、余分な液体が滞留するのを防ぎ、むくみが軽減されるのです。

やり方は次の通りです。

①足を上げるときは、できるだけ心臓よりも高い位置に保つようにしましょう。例えば、ベッドに横になって、クッションや座布団などを足の下に置き、10～15㎝ほど足を上げ、15～30分ほど仰向けに寝ます。行う時間は足がむくみ始める午後から夕方、それも就寝の3～4時間前が理想的です。

②昼間に長時間同じ姿勢で座り続けてしまった場合なども、定期的に立ち上がって少し歩いたり、足を上げてみたりすると効果的です。これらの動作をすることで、座った状態の時間が長引いた場合のむくみを防ぐことができます。

③気がついたときに、足首を時計回り／反時計回りに回したり、足指を動かしたりすることも、足の筋肉を刺激し、むくみの解消に役立ちます。なお、弾性ストッキングの着用も有効です。

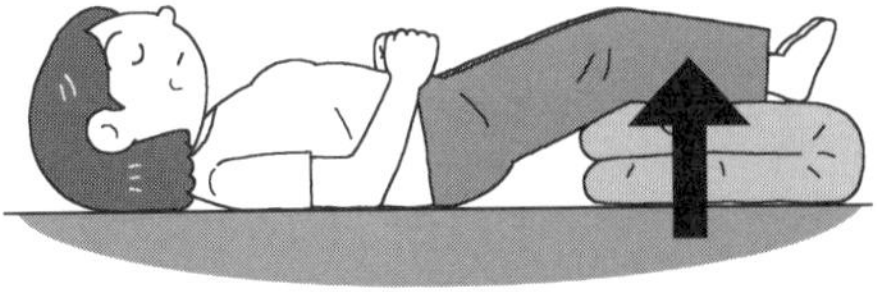

クッションや座布団などを足の下に置き、できるだけ心臓よりも高い位置に保ち、15～30分ほど仰向けに寝ます。就寝の3～4時間前に行うのが理想的です。

ウォーキングも足のむくみが起きる時間から

積極的に筋肉を動かす運動なら、さらに、夜間頻尿の予防と改善につながります。お勧めは**「ウォーキング」**です。

足上げと同じように、下半身にたまった水分を上半身に移動させることで夜間頻尿を防ぎます。ウォーキングは下半身の筋肉を効果的に使います。特にヒップ、太もも、ふくらはぎの筋力が向上し、関節の柔軟性も促進されます。注意点は以下のようになります。

ウォーキングも足のむくみが起こり始める午後から夕方の時間帯に行いましょう。真夏など、暑さが厳しい時季は特に夕方がお勧めです。**時間は20~30分程度が**いいでしょう。あまり短い時間だと効果が期待できませんし、長時間やりすぎると身体に負担がかかるので、無理なく毎日続けられる程度の時間で十分です。

ウォーキングは軽い有酸素運動で、脳に酸素を供給し、ストレスホルモンの分泌を抑制する効果もあります。ウォーキングは心地良いリズムを感じられる穏やかな運動であり、気分をリフレッシュさせてくれます。有酸素運動であるウォーキングは、脂肪を燃焼させ、体重を落とすことにもつながります。体重が適正になれば、静脈やリンパ管や膀胱の圧迫が軽減されることになります。

また、ウォーキングにより筋肉の収縮と弛緩が起こると、血液の循環が促進され、血液が効率的に心臓から全身に送り出されます。さらに、足の筋肉の動きが良くなることで、血液が静脈から効果的に戻ります。**下肢にたまった水分も心臓に還流され余分な水分は尿として排出されるようになります。**リンパ液の流れも活性化され、むくみも軽減されます。夕方までにやっておけば夜間頻尿の予防になるでしょう。

また、日中に身体を動かしておくことで、疲れて夜の入眠がしやすくなり、ぐっすり眠れることで、質の良い睡眠がとれ、さらに夜間のトイレが減ることにもつながるでしょう。

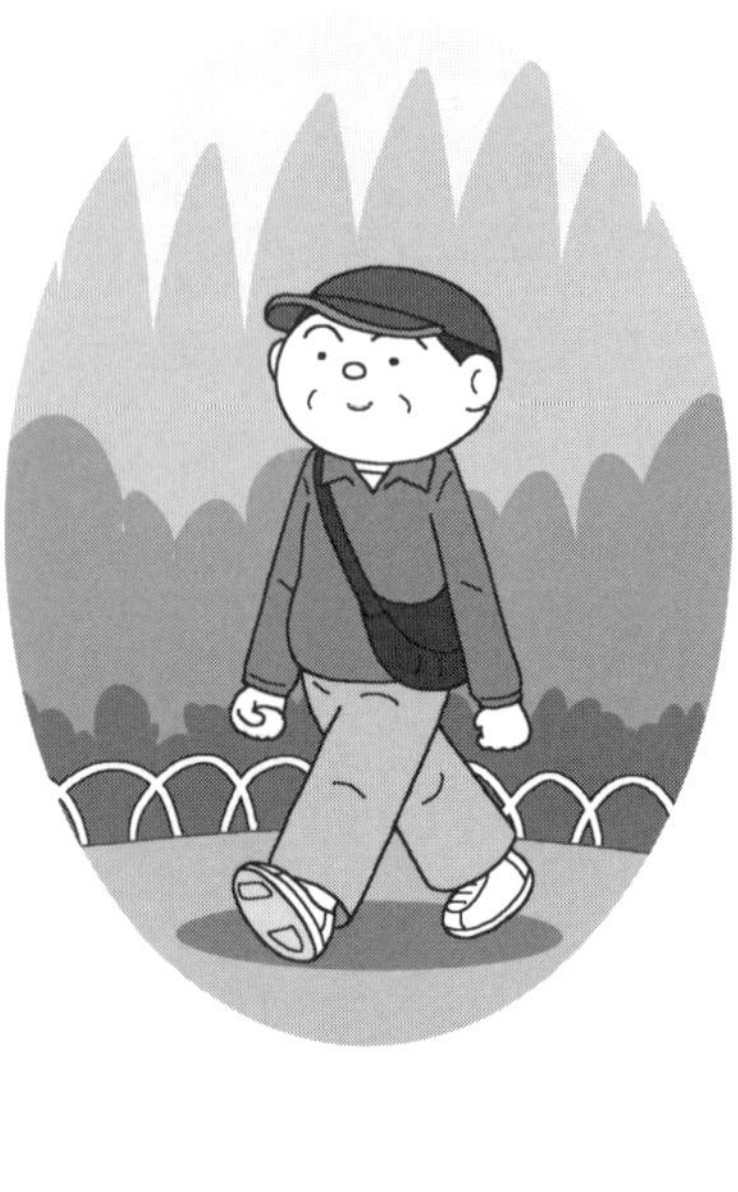

膀胱や骨盤底筋を鍛えるトレーニング

尿漏れ、尿失禁を改善する「骨盤底筋体操」

膀胱が本来の位置よりも下方に落ち込むと、膀胱と尿道の角度が変わることによって、頻尿や尿失禁が起こりやすくなります。膀胱を元の位置に戻すことによって、それを予防したり改善したりできます。そのために有効なのが、**「骨盤底筋体操」**です。

骨盤底筋体操は、もともとは１９４０年代にアメリカの産婦人科医が考案した方法で、医師の名前から**「ケーゲル体操」**とも呼ばれています。

骨盤底筋は骨盤の底にあり、膀胱や直腸などの骨盤内の臓器を下からハンモックのように支えています。また、排尿にも重要な役割を果たしています。**尿が漏れそうになると、膀胱の出口や尿道を締め、尿漏れを防ぐ働きをしているのです。**

骨盤底筋体操は、骨盤底筋群を鍛えるための筋力トレーニングです。

骨盤底筋の強化は、尿失禁や骨盤内の臓器が本来の位置から下がってしまうなどの問題を予防し、骨盤の中の空間を正しく維持するために非常に重要です。

しかし、身体のほとんどの筋肉とは異なり、骨盤底筋は普段の運動で自動的に鍛えられることはありません。骨盤底筋は腕や足などの筋肉のように意識して動かすことが難しく、どこをどのように鍛えればいいかわかりにくいでしょう。**イメージとしては、尿意や排便を我慢するときのような、肛門や尿道をギュッと締める感覚です。**おなかには力を入れないようにするのがコツです。やり方を解説します。

①仰向けになり、両足を肩幅くらいに開いて、両ひざを立てます。手はおなかの上に置いて、身体の力を抜き、リラックスしましょう。

②骨盤底筋群の筋肉を特定するために、尿を止めるときのような動作を2、3回やってみてください。肛門や尿道まわりの筋肉が収縮するのを感じることができます。

③骨盤底筋群の筋肉を収縮できたら、そのまま3秒間キープします。その後、筋肉をゆっくりとリリースします。

④収縮とリリースを1セットとカウントします。最初は1日最低3セットから始めて、徐々に回数を増やしていき、締める秒数も増やしていきます。1日10セットできるようになるのを目標にしましょう。

⑤運動中は正しい呼吸を保つことが重要です。収縮時に吸い込み、リリース時に吐き出すようにしましょう。

骨盤底筋体操（基本編）

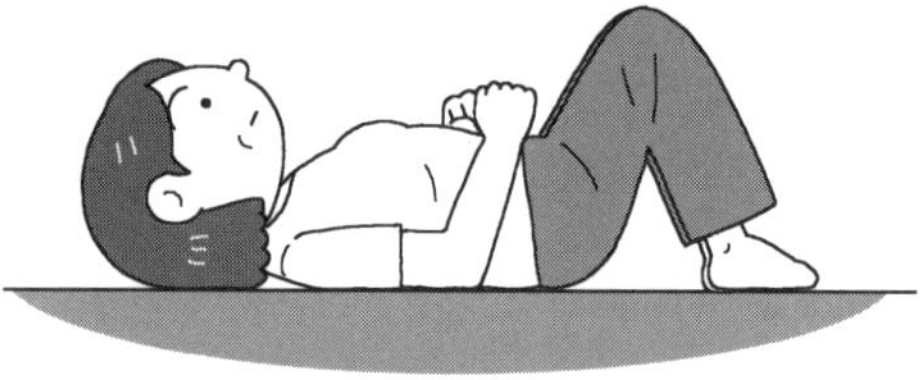

①仰向けになり、両足を肩幅くらいに開いて、両ひざを立てます。手はおなかの上に置いて、身体の力を抜き、リラックスしましょう。
②骨盤底筋群の筋肉を特定するために、尿を止めるときのような動作を2、3回やってみましょう。
③骨盤底筋群の筋肉を収縮できたら、そのまま3秒間キープします。その後、ゆっくりとリリースします。
④収縮とリリースを1セットとカウントします。最初は1日最低3セットから始めて、徐々に回数を増やしていき、1日10セットを目標にしましょう。

骨盤底筋の位置

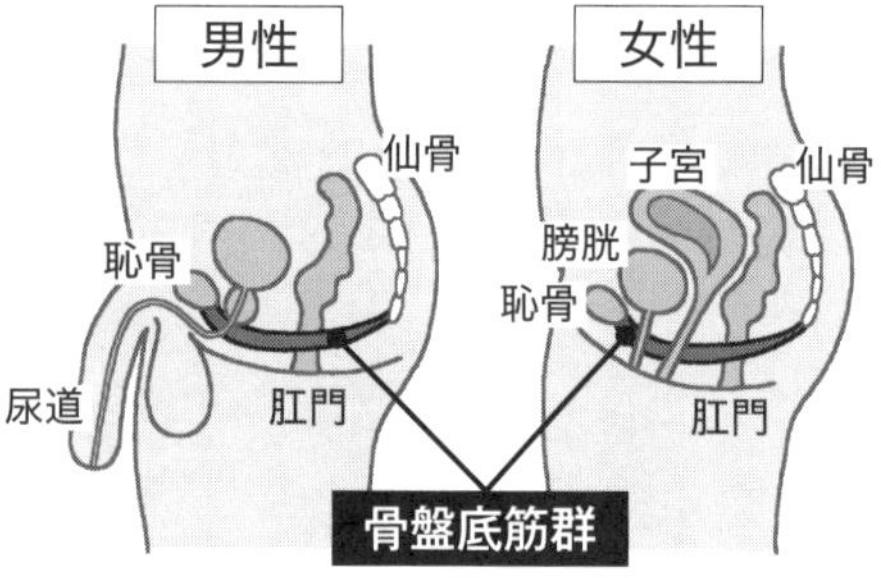

骨盤底筋体操（応用編）

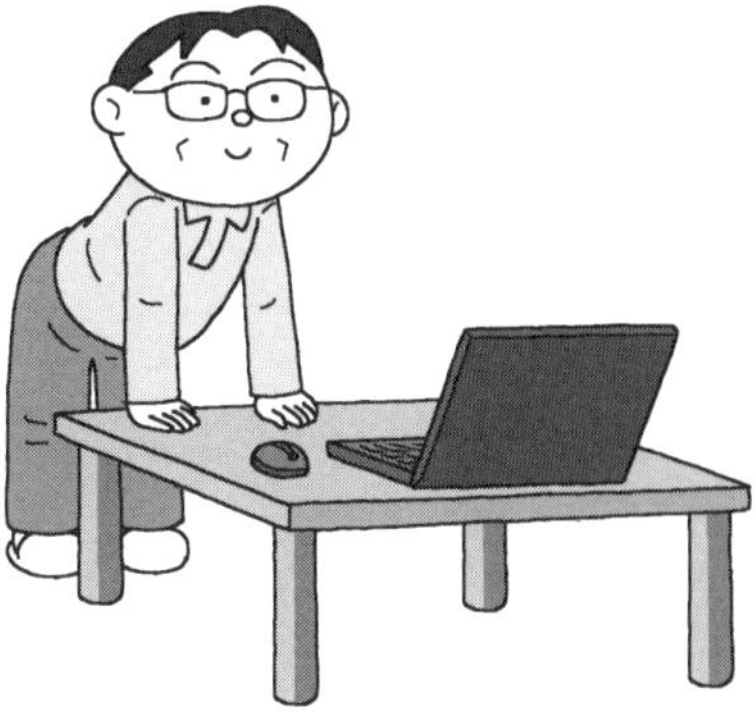

仕事や家事の空き時間などを利用して、テーブルなどに手をついた姿勢で体操を行う。足は肩幅に開いて立つ。

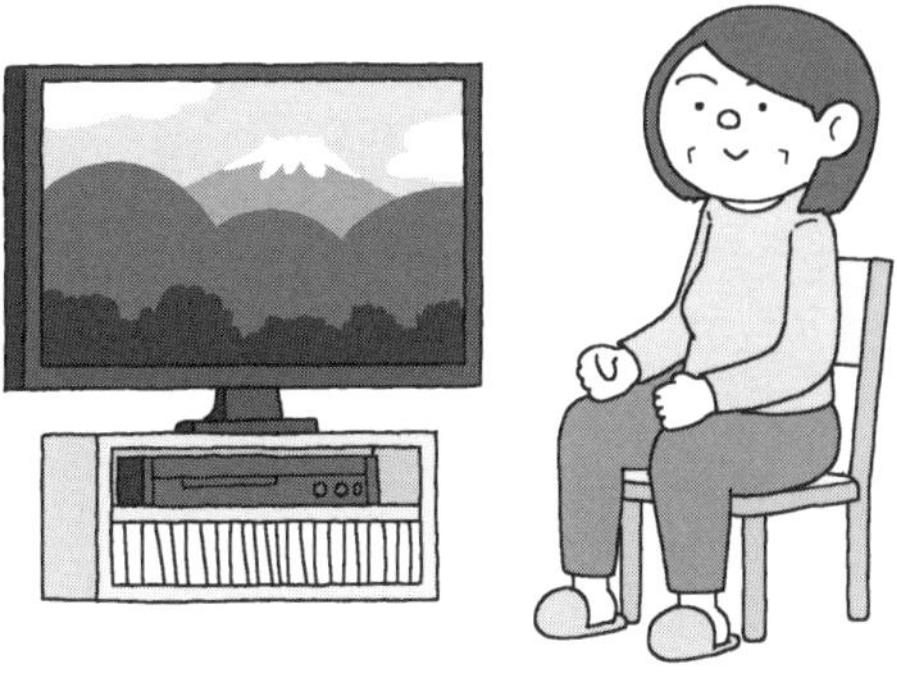

テレビやパソコンを見ているときに椅子に座ったままで行う。足は肩幅に開き、足の裏はべったり床につける。

骨盤底筋体操は姿勢にバリエーションがあります。椅子に深く座って両足は肩幅くらいに開く姿勢、床にうつぶせになり肘をついて手で顔を支えながらの姿勢、机に両肘をもたれて背筋を伸ばし軽く開脚する姿勢、立ったままで軽く開脚する姿勢など、どの姿勢でも効果は同じですが、仰向けが最もリラックスしやすい基本的な姿勢です。

デスクワーク中や、うつぶせでテレビを見ているついでになど、いろいろな生活シーンで気軽にできる**「ながら運動」**に取り入れられるということも、この体操の利点です。

スクワット

スクワットは、下半身の筋力を強化する伝統的なエクササイズです。しかし、やり方を間違えると、効果が半減してしまうので注意が必要です。正しいフォームで行えば、安全で効果的なトレーニングができます。

①まず足を肩幅に開き、つま先は前方を向け、軽く外側に開きます。そのとき、ひざがつま先の方向に向いていることを確認します。ひざが内側または外側に崩れないように注意しましょう。

②背筋を伸ばしたまま軽く前傾します。ただし、重心は両足の中央に置き、かかとからつま先まで体重が均等にかかるようにして、前傾しすぎないように注意しましょう。頭は自然な位置に保ちます。

③ゆっくり腰を落としていきます。腰を落とすときは、腰椎が中心になるように意識し、そのまま、おしりを後ろに突き出すようにします。これによってひざへの負担が軽減され、ヒップと太ももの筋肉が効果的に動かせます。
④スクワットでひざを曲げる深さには個人差がありますが、できるだけ腰が太ももと平行になるようにします。深いスクワットは筋肉をより効果的に刺激しますが、無理は避けましょう。
⑤その状態で5～10秒間キープします。キープできたら、ゆっくり元の姿勢に戻します。このとき、ひざがつま先よりも前に出ないように気をつけます。つま先より前にひざが出てしまうと、かかとが上がってしまい、正しいスクワットができません。両手を頭の後ろで組むと、自然と姿勢が良くなり、ひざがつま先より前に出なくなるのでお勧めです。
⑥ダウン（スクワットの下り）のときには息を深く吸い込み、アップ（スクワットの上り）のときには息を吐くようにします。正しい呼吸がパフォーマンスと

安全性の両方の向上に役立ちます。これを5〜10回繰り返します。慣れてきたら徐々に回数を増やしていきましょう。

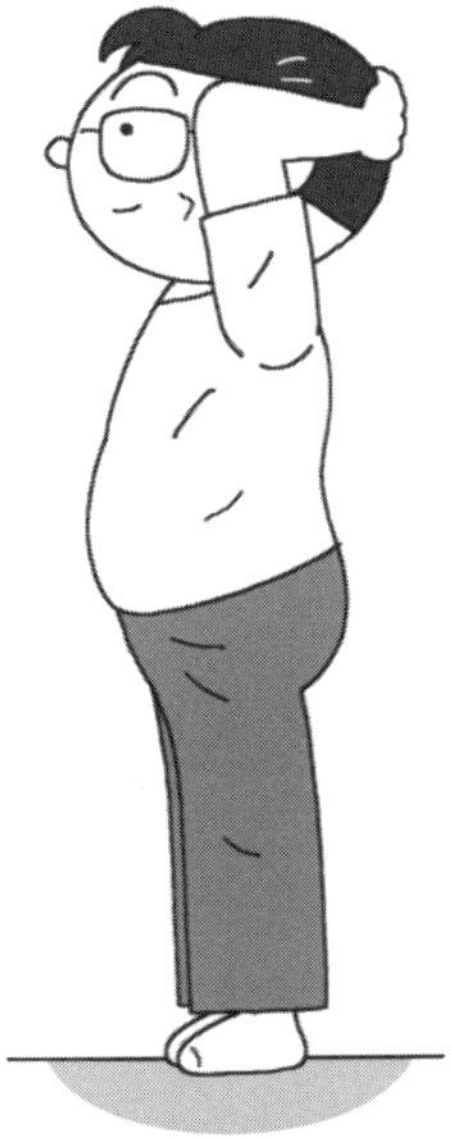

①足を肩幅に開き、つま先は前方を向け、軽く外側に開きます。ひざがつま先の方向に向いていることを確認してください。

②かかとからつま先まで体重が均等にかかるようにして、背筋を伸ばしたまま軽く前傾します。頭は自然な位置に保ちます。

筋力がついてきたら、バリエーションとして、片足スクワットやウエイトを持ちながらのスクワットなどにも挑戦してもいいかもしれませんが、絶対に無理はしないようにしましょう。

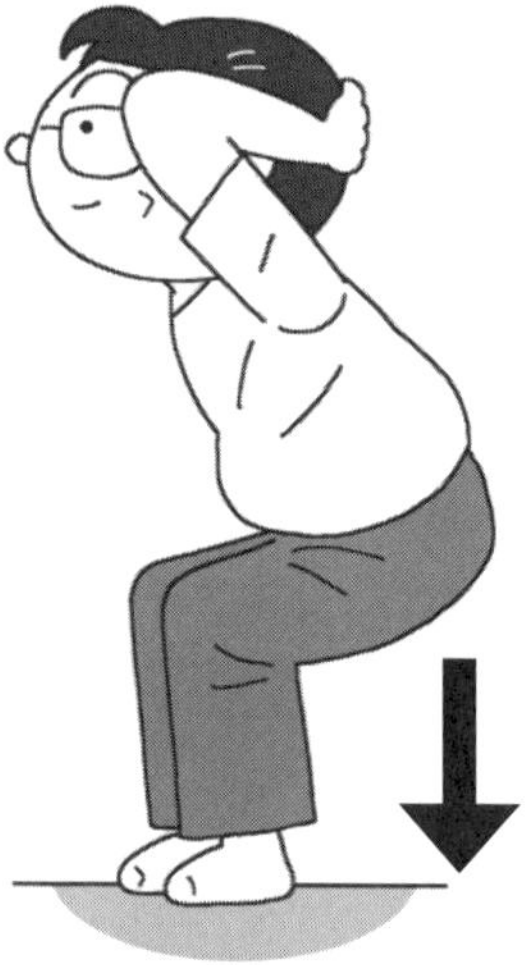

③おしりを後ろに突き出すように、ゆっくり腰を落としていきます。

④できるだけ腰が太ももと平行になるようにします。

⑤その状態で５～10秒間キープします。キープできたら、ゆっくり元の姿勢に戻します。このとき、ひざがつま先よりも前に出ないように注意を。

「ピラティス」「ヨガ」も夜間頻尿に効果あり

体力に自信がある方は**ピラティス**、**ヨガ**なども効果的です。夜間頻尿や尿失禁に悩む女性には特にお勧めします。

これらは、下半身を強化し、筋肉をトーンアップするために非常に効果的なエクササイズです。下半身、特にふくらはぎなどを強化することで**「筋肉ポンプ効果」**を上げ、夜間頻尿を軽減できます。

ピラティス

最近では、街中でスタジオを見かけることも多いと思いますが、ピラティスは世界で約1700万人もの人々が日常的に実践しているといわれているエクササイズで、当初は第一次世界大戦の戦傷者のリハビリのために生まれたものです。

ピラティスは、**コア筋肉**を強化し、身体の柔軟性をアップさせるために非常に効果的です。特にコア筋肉を重点的に鍛えるので、腹部、背中、おしりなどの中心部の筋力がアップします。強化されたコア筋肉は、体幹を安定させ、正しい体勢を維持してくれます。

また、ピラティスはストレッチの要素を含むため、筋肉や関節の柔軟性も向上させることができます。柔軟性が向上することで、手足の可動域が広がり、ケガのリスクも減ります。

頻尿を改善する直接的な効果をピラティスには求められないかもしれませんが、骨盤底筋体操やスクワットなど、夜間多尿の対策に有効な運動を安全に行うために、コア筋肉を強化したり、関節の柔軟性を向上させることはプラスになるでしょう。

下半身に焦点を当てた具体的なピラティスエクササイズを2つご紹介します。

【レッグプル】

マットの上に仰向けに寝て、脚を上げて下ろす動きを繰り返します。腹筋をしっかりと使って、脚を制御することが重要です。

①両ひざを曲げ、足裏をマットにつけ、腕は身体の両側に広げます。
②呼吸を整えながら、コア（腹部や背中の中心部）を意識的に動かします。
③右ひざを胸に引き寄せながら、同時に左脚はマットに沿って伸ばします。脚は床と平行になるようにします。
④右ひざをしっかりと引き寄せたら、ゆっくりと左脚を元の位置に戻します。
⑤次に、左ひざを胸に引き寄せながら、右脚を伸ばします。同じように、左ひざを引き寄せたら、右脚を元の位置に戻します。

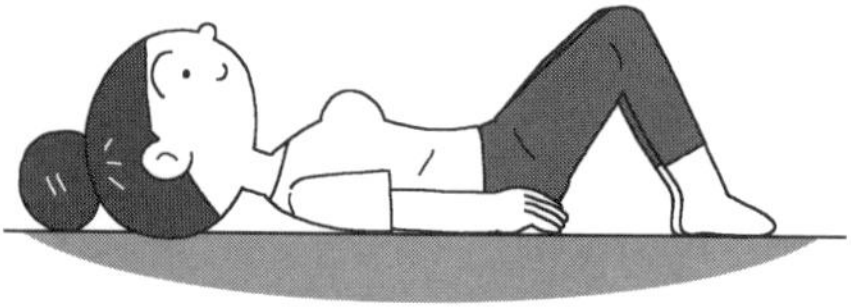

①両ひざを曲げ、足裏をマットにつけ、腕は身体の両側に広げます。②呼吸を整えながら、コア（腹部や背中の中心部）を意識的に動かします。

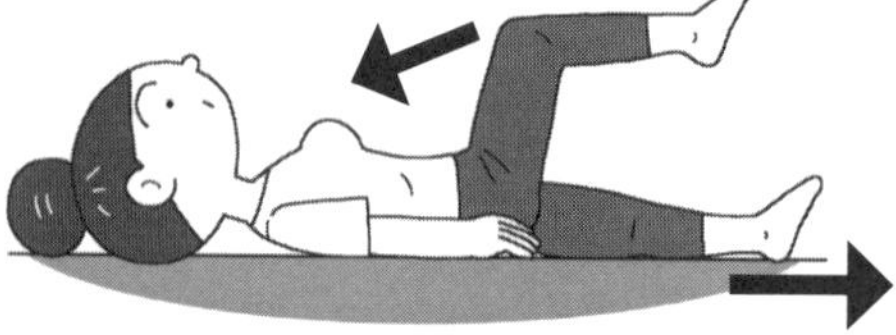

③右ひざを胸に引き寄せながら、左脚をマットに沿って伸ばします。脚は床と平行になるように。④右ひざをしっかりと引き寄せたら、左脚を元の位置に戻します。

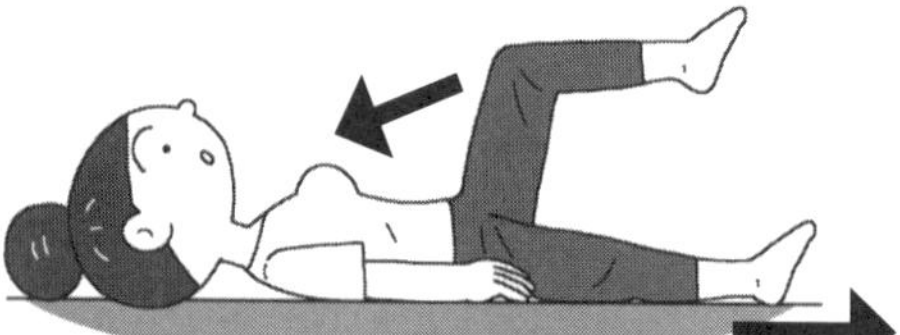

⑤反対側も同じように、左ひざを胸に引き寄せながら、右脚を伸ばします。左ひざを引き寄せたら、右脚を元の位置に戻します。

【シングルレッグブリッジ】

マットの上で仰向けに寝て、片脚を上げておしりを持ち上げます。おしりの筋肉と太ももを鍛えるのに効果的です。

①両脚のひざを曲げて、足裏をマットにしっかりとつけます。両腕は身体の横に広げ、手のひらをマットに置きます。
②息を吸いながら、片方の脚をマットから浮かせ、ひざを伸ばします。もう一方の脚はマットにしっかりとつけたまま、身体は一直線になるようにします。上半身から腰、おしり、太ももの後ろにかけての筋肉を使って、ブリッジのポジションを維持します。
③逆側の脚でも同じように行います。
④息を吐きながら、徐々におしりをマットに戻します。

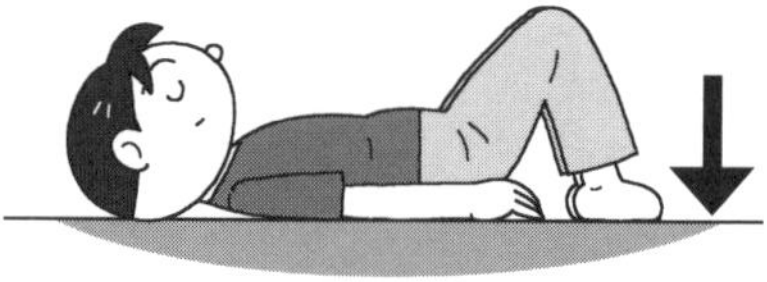

①両脚のひざを曲げて、足裏をマットにしっかりとつけます。両腕は身体の横に広げ、手のひらをマットに置きます。

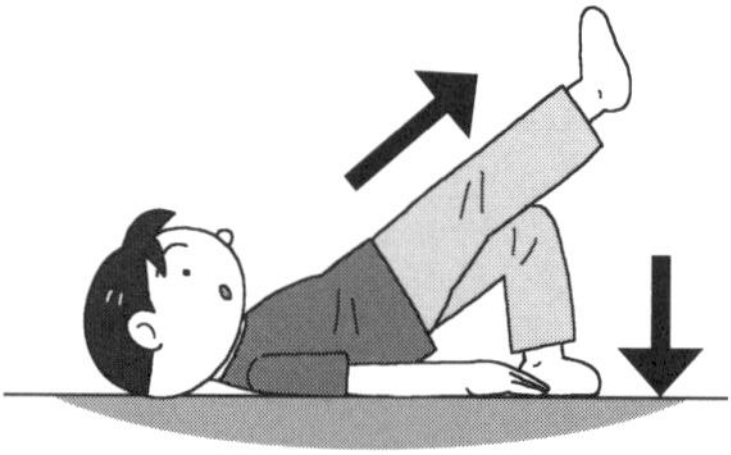

②息を吸いながら、片方の脚をマットから浮かせ、ひざを伸ばします。もう一方の脚はマットにしっかりとつけたまま、身体は一直線になるようにします。

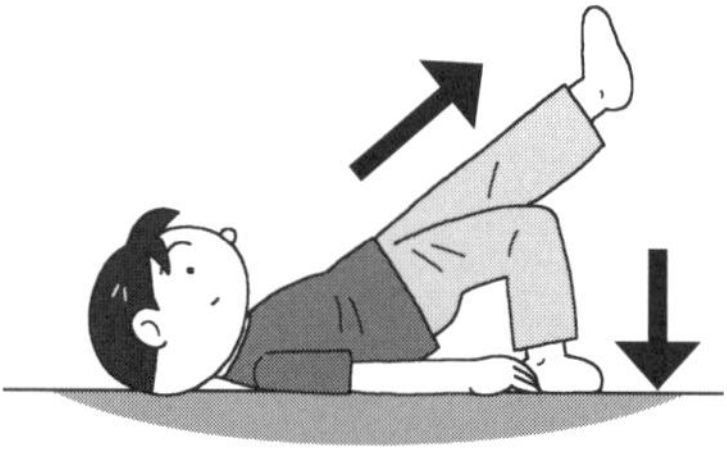

③逆側の脚でも同じように行います。
④息を吐きながら、徐々におしりをマットに戻します。

身体が一直線になるように、フォームに注意して動作しましょう。特に上半身から腰までが沈まないようにします。

両方のおしりを均等に使い、不均等な力がかからないようにします。

動きはゆっくりとコントロールし、無理なく行います。

シングルレッグブリッジは、バランス感覚やコアの安定性なども鍛える効果があります。

さらに詳しく知りたい方はお近くのピラティスのスタジオに行くか、専門家のウェブサイトをご参照ください。

ヨガ

ヨガは美容やダイエットと結びついたエクササイズとして世界中に普及していますが、もともとは精神と身体のバランスを整え、幸せに生きるための哲学に起源があり、呼吸法やポーズ（アーサナ）は、瞑想を深める手段として発展してきました。ヨガでは、心と身体は切り離せないもの、つながっているものとして捉えられています。心身を調和させることで、身体は健やかで心は穏やかな状態となり、健康的で充実した生活を送ることができるという考え方です。

心因性頻尿など、精神的な要因によって引き起こされる頻尿は、ストレス、不安などが原因です。

ヨガなどを毎日の生活に取り入れ、リラックスすることで、副交感神経を活性化し、筋肉の緊張を解放できれば、大きな改善が期待できます。

もちろん、ヨガには、フィジカル面での効果もあります。むくみや冷えの解消、免疫力アップ、血流改善でホルモンバランスを整えるなどです。

また、柔軟性向上・体幹強化・姿勢改善・スタイルアップ効果も期待できます。

このほか、緊張した筋肉を弛緩させることで肉体疲労の回復効果があり、副次的にダイエットにも役立つといわれています。


ヨガの運動量は、ほかのエクササイズと比較すると、それほど大きいものではありませんが、２０２３年に実施されたある調査によると、日本のヨガ人口は１０００万人超えと、ジョギング・ランニング人口にほぼ匹敵する数で、世界中で約３億人がヨガを実践しているといわれています。

それほど多くの人がハマる魅力が、ヨガにはきっとあるはずなので、長く続けることで、精神的にもフィジカル的にも効果を得られるでしょう。

どのエクササイズにおいても重要なのは、安全に行うこと、そして正しいフォームと一定の呼吸を保つことです。

また、トレーニングを行う前に十分なウォームアップとストレッチを実施し、トレーニング後にクールダウンを行うこともお勧めします。体力やフィットネスレベルに応じて、これらのエクササイズを自分なりに組み合わせて、徐々に進化させていきましょう。

以上、運動の効果について説明しましたが、ウエイトトレーニングなど強度の高い無酸素運動は、血圧の上昇をきたし、女性では骨盤臓器脱を起こし、腹圧性尿失禁の悪化を招くこともあるので、十分注意しましょう。

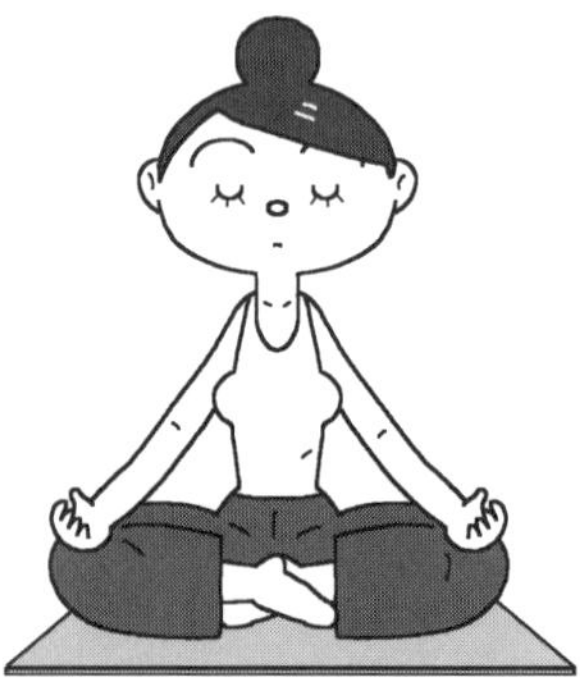

夜間頻尿改善の行動療法③「睡眠」

冬には就寝前に部屋の温度を上げておく

身体の冷えと夜間頻尿は大きく関係しています。体温が下がると、身体全体の血流が悪くなり、膀胱やその周辺の血流も制限されるため、夜間頻尿になりやすくなるのです。

産業医科大学と北九州市立大学などの研究グループが5年間にわたって調べたデータがあります。

冬の室温と夜間頻尿の関係を、4500人以上の住環境や体調を調べ、その中の比較可能な約1300人のデータを分析した興味深い結果です。

それは、**冬の寒い時季に、就寝前に部屋の温度を2・5度以上高くしておくと、夜間頻尿（過活動膀胱）が約4割減る**というものです。

暖房や断熱で冬季の室温を、就寝前の3時間平均で2・5度以上高くすると、室温が変わらない人よりも、過活動膀胱の有病率が4割減少するということがわかったのです。

また、ほかにも起床時の室温が低いと、年齢の高い人ほど血圧が高くなるという研究結果もあります。

世界保健機関（WHO）が2006年に出した「住まいと健康に関するガイドライン」では、**冬季の最低室温は18度以上**にするよう勧告しています。室温が低いと、高血圧になるリスクが高まることが報告されているからです。

したがって、就寝前にエアコンの温度を18度以上にしておくことをお勧めするのですが、一晩中エアコンがついていると空気が乾燥してしまいますので、加湿器や濡れタオルなどを活用して乾燥を防ぎましょう。

寝室の照明、寝具などの環境を整える

就寝前には、**暖色系の照明**が適しています。柔らかなオレンジやイエローの光は、リラックス効果を促進し、メラトニンの分泌をサポートします。LEDや電球も**色温度が低いもの**を選ぶと良いでしょう。

また、主照明以外にも、ベッドサイドのランプや**間接照明**を利用すると、必要なときに必要なところだけを照らすことができます。直接の明かりよりも柔らかくて落ち着いた雰囲気を演出できます。

副照明は寝室全体に均等に光が行き渡るように置くと良いでしょう。一部分が暗いままだと、不安や目の疲れを引き起こす可能性があるからです。

すぐに寝られないという人は、部屋の明かりを少し暗くし、ベッドスタンドの明

かりで**読書**をするといいでしょう。だんだん眠くなってくるはずです。
読書はリラックスを促進する活動で、身体と心を落ち着かせることができます。特に静かで穏やかな場所で読書をすると、自然と眠気が誘発されます。**睡眠時は遮光カーテンでしっかり光を遮り、朝と夜のメリハリをつけましょう。**

寝具は、快適で良質な睡眠環境を構築するために非常に大切です。マットレスや枕は身体のサイズや体重、寝るときの姿勢に合った硬さやサポートを提供してくれるものを選ぶと良いでしょう。**1日のほぼ3分の1の時間を過ごす**わけですから、洋服や靴と同様、もしかしたらそれ以上に吟味して、寝具に投資してもいいと思います。

掛け布団は、最近では寒暖の調節ができる「温度調整綿入り」のものや「2枚合わせ掛け布団」などが発売されていますので、そういう布団を選ぶことで、寝る際の体感温度に合わせて快適な温度を保ちやすくなります。

さらに、眠りをサポートするためのグッズも検討してみてください。例えば、**アイマスク**や**イヤープラグ**、リラックス効果のある**アロマディフューザー**などです。光や騒音を遮断できれば深い眠りが期待できます。**睡眠障害と夜間頻尿は大きく関係していますので**、質の良い睡眠を得るために、積極的にいろんなものを取り入れてみましょう。

体内時計と合わせて規則正しい睡眠生活を送ろう

規則正しい睡眠生活は、健康を維持し、日常生活を円滑に送るうえで非常に重要です。**人間は体内時計によって身体のリズムがコントロールされています。**体内時計と睡眠は密接に関連しており、体内時計は睡眠のリズムを調節する重要な役割を果たしています。

体内時計が、体内でさまざまな生理的プロセスや行動のリズムを調整することで、外部の環境変化に適応しているのです。このメカニズムは**「生体リズム」**とも呼ばれます。

毎日同じ時間に寝床に入り、同じ時間に起きるように心がけましょう。これにより、体内時計が安定し、睡眠の質が向上するからです。

体内時計の中心は、脳内に存在する視床下部の**視交叉上核**《しこうさじょうかく》にあります。

視交叉上核は、1日の時刻情報を全身に送り出し、約24時間周期の**概日リズム（サーカディアンリズム）**を形成するためのリズム信号を発振しています。

この概日リズムで、人間の身体は、日中は覚醒し、夜間は睡眠に入るためのリズムを調節しています。

朝は、目の中の視神経が光を感知し、体内時計は体温を上昇させ身体を覚醒させます。夜になると、体温は下がり、メラトニンなどの睡眠誘導物質が分泌されて睡眠を誘います。

人間の身体は、一般的には夜間は休息の時間にするようにつくられていて、これは体内時計によって調整されているのです。

健康な睡眠を維持するためには、体内時計と一致する睡眠スケジュールを維持することが重要です。

夜遅くに大量の食事をとったりすると、寝つきが悪くなるので、深夜の時間帯にはできるだけ軽い食事を心がけましょう。

また、運動は睡眠の質を向上させるのに役立ちますが、適切なタイミングで行うことが大切です。激しい運動は寝る直前には避け、早い時間帯に行いましょう。

日中のストレスが夜の睡眠に悪影響を与えることがあります。リラックステクニックや深呼吸などでストレスを軽減して、心地良い状態で眠りにつくよう心がけましょう。


毎日の入眠前に自分の決まったルーティンをつくるのもいいかもしれません。寝る2時間前からカフェインを控える、1時間前にはスマートフォン、タブレット、コンピュータなどを閉じる、寝間着に着替えて軽いストレッチをして、部屋の明かりを落として、本を読んだり、静かな音楽を聴いたりして緊張をほぐし、リラックスした状態で眠りにつくなどです。

快適な就寝環境を整え、規則的な就寝時間と起床時間を確保しましょう。

日光でメラトニンをコントロール

日光は**メラトニン**の分泌に大きな影響を与える要因の1つです。メラトニンは、暗闇の中で生産され、睡眠を誘発する役割をします。メラトニンの分泌は、光によって調整されています。

朝、外に出て、明るい自然光を浴びると、視神経細胞を通じ、脳が「朝だ」と認識してメラトニンの分泌が止まり、身体が活動状態に切り替わり、覚醒状態になります。光感受性の視神経細胞は、目の網膜に存在する細胞で、光を感知する役割を果たしています。

特に青色光の波長はメラトニンの分泌を抑制するのに効果的ですので、早朝の光は、体内時計を正確に調整するのに役立つのです。

これにより、目覚めやすくなり、日中に眠気を感じることがなくなります。

メラトニンは、目が覚めてから14～16時間くらいすると、体内時計によって分泌されます。メラトニンの分泌が高まると、深部体温が低下して、身体が休息モードに入り、眠りの準備を整え、睡眠サイクルをサポートします。

ところが、起きる時間が遅かったり、夜、就寝前に青色光を多く含むブルーライトなどを浴びたりすると、体内時計が乱れて、メラトニンの分泌が抑えられてしまいます。

すると、昼間に睡魔に襲われたり、夜、眠れなくなったりして、睡眠障害を引き起こしてしまうのです。

そうならないためには、早寝早起きの規則正しい生活を心がけることです。

早朝散歩するなどして、日光を浴びましょう。

また、**昼食後も外に出て、自然光を浴びる**ことで、覚醒を促進し午後の眠気も軽減します。

寝る前には、青色光を多く含むデバイスの使用を避け、暗い環境をつくることでメラトニンの分泌を促すことができます。

個人によってメラトニンの影響は異なりますが、これらのポイントを考慮して良好な睡眠習慣を構築できれば、メラトニンが自然なサイクルで機能しやすくなり、良質な睡眠を得ることができます。

いくつかの食品（チェリー、バナナ、トマトなど）には微量のメラトニンが含まれていることが知られています。しかし、食事からのメラトニン摂取量はごくわずかです。**食物から取り入れるよりも、体内での合成や日光を浴びるなどでメラトニンの分泌を促すことのほうが効果的**です。

また、メラトニンはサプリメントとしても市販されており、時差ぼけや不規則な睡眠スケジュールに対処するために使われることがありますが、むやみに摂取せず、副作用や適切な用量について医師に相談して確認しましょう。

パソコンやスマホの「ブルーライト」にご用心

長時間パソコンやスマートフォンなどのデバイスの画面を見続けることだけで、**デジタル眼精疲労**（デジタルアイストレイン）が発生します。目の乾燥、かすみ目、頭痛などが主な症状です。

近ごろは、夜寝る前にもパソコンやスマートフォンを使う人が少なくありません。このパソコンやスマートフォン、LED照明には**「ブルーライト」**という青い人工光が入っています。

ブルーライトとは、380～550㎜の短い波長を持つ光のことを指します。ある研究によると、**ブルーライトは網膜神経細胞にダメージを与える恐れがあり、睡眠サイクルに重要なメラトニンの分泌を阻害して、約24時間周期の概日リズム（サーカディアンリズム）を乱す**ことがあるといわれています。

これが、夜遅くまでスマートフォンやコンピュータを使用することで、睡眠障害を引き起こしている理由です。

ブルーライトは目に見える光の中でもエネルギーが強く、それをずっと見ていると、太陽光を浴びることで交感神経が働くように、目が覚めた状態になり眠れなくなってしまいます。

また、**交感神経が刺激されると利尿ペプチドが分泌されてしまい、多尿や頻尿になります。**利尿ペプチドは主に心房から放出され、体内の水分と電解質のバランスを維持する重要なホルモンの1つです。腎臓で尿をつくることを促します。

ブルーライトの影響を減らすためには、**ブルーライトフィルター**が有効です。ブルーライトフィルターを活用することで、睡眠の質を向上させることができます。

また、フィルターがなくても、パソコンでも画面設定をすることで、日没後にディスプレイの色を温かみのあるものに自動的に変更できますし、スマートフォン用のブルーライトフィルターアプリなども開発されていて、青色光を低減できます。ナイトモードにすると、夜間にスマートフォンなどを使用する際、目を保護し安眠の手助けをするというアプリです。

パソコン、スマートフォン、テレビなどブルーライトを発する機器は、できれば就寝2時間前までに使用を終了したほうがいいのですが、どうしても必要な場合は、ブルーライトカットのアプリやフィルター、眼鏡を活用することをお勧めします。

さらに、アメリカ眼科学会が提唱した**「20―20―20ルール」**も有効です。

これは、20分間デバイスを見続けたら、20秒間目を休めるために目を離し、20フィート（約6メートル）離れた場所を見るようにして、目の疲れを軽減するというものです。

連続して近くを見ていると、ピント合わせをしている目の筋肉が疲れてしまい、眼精疲労が起きるので、定期的に遠くを見て休ませることを目的としています。

「20―20―20ルール」を含む、アメリカ眼科学会が推奨するデジタルデバイスやドライアイの予防については、以下の7つがあります。ぜひ参考にしてください。

①コンピュータ作業中はまばたきの回数が減ってしまうので、意識してまばたきをすること。
②目の乾きを感じたら人工涙液（目薬）を点眼すること。
③「20―20―20ルール」を守ること。
④コンピュータの画面までの距離（50〜60㎝）に合わせた眼鏡を使うこと。
⑤コンピュータの画面の明るさを部屋の明るさと同じにする（暗い部屋で画面を明るくしない）こと。
⑥コンピュータ画面の眩しさやちらつきを減らすフィルターを使うこと。
⑦画面までの距離を、腕を伸ばしたくらい（50〜60㎝）にして、画面の高さは目線よりも下にするということ。

入浴で副交感神経を活性化して安眠を

毎日の**入浴**を上手に活用すれば、質の良い睡眠をとるのに非常に効果的です。**人間の身体は、交感神経と副交感神経の2つの自律神経で調整されています。**

交感神経は、通常、活動や緊急時のストレスへの対応として働きます。交感神経の働きで、心拍数が上昇し、血圧が上がり、血糖値が上昇します。また、血流も激しくなり、筋肉を収縮させて、身体を高エネルギー状態にします。

副交感神経は、リラックス時、休息時に活動します。心拍数が減少し、血圧が低下します。また、消化器官の活動が活性化して、エネルギーの取り込みと保存が促されます。

副交感神経は、交感神経とは逆の作用を持ち、身体を安定した状態に調整する役割を担っているのです。

夜間頻尿を引き起こす原因の1つに睡眠障害がありますが、入眠がうまくいかないのは、この2つの神経のバランスがうまく保たれていないことが考えられます。**質の良い睡眠を確保するためには、副交感神経を優位にすることが大切です。**

入浴は、副交感神経を刺激し、リラクセーションと休息の状態を促進する効果があることで知られています。温かいお風呂に入ることで、体温を上昇させ、血管を拡張させる効果があります。これにより、血流が改善し、筋肉の緊張がほぐれます。このプロセスが副交感神経を活性化し、リラックス状態に誘導します。

さらに、入浴は心拍数や呼吸数を減少させる効果があります。これも、自律神経がバランスをとりやすくなり、副交感神経が優位に働く状態を生み出します。**ストレスホルモンであるコルチゾールのレベルが低減し、リラックスホルモンであるメラトニンの分泌も促進されます。**

さらに、脳内の神経伝達物質として知られる**セロトニン**が増加し、これが副交感神経を活性化します。別名**「幸せホルモン」**と呼ばれるセロトニンは、幸福感や安心感をもたらす役割があります。

また、深呼吸やゆっくりとした呼吸も副交感神経を活性化する助けとなるので、**入浴中にゆっくりと深呼吸を行えば、副交感神経の働きを強化できます**（68ページ参照）。

このように入浴は、副交感神経を優位にして、身体や心をリラックスさせ、睡眠障害や夜間の頻尿の対策に大きな効果が期待できるのですが、入浴時間、入浴環境を間違えると、逆に悪影響を及ぼしてしまうので注意が必要です。

まず、**入浴は就寝の1〜2時間前に行うと効果的**です。**お湯の温度は40度くらい**がいいでしょう。シャワーでは、身体が十分に温まりませんので、湯船にしっかりとつかるようにしてください。しかし、あまりにも熱いお湯につかると、逆に交感神経が優位になり、目が覚めてしまうので注意しましょう。

入浴時間は身体を洗うのも含めて20分くらいがいいでしょう。

適切な温度と時間の入浴は、体温を上昇させ、入浴後の急激な体温の下降が自然な眠りに誘導してくれます。

忙しい日常の中でストレスがたまって、寝つきが悪く、なかなか眠れなくてトイレに何度も行ってしまうという方は、上手な入浴を生活に取り入れてみるといいでしょう。

ただし、心臓疾患や他の健康上の問題がある場合は、医師に相談することが大切です。

睡眠時の服装にも注意しよう

下半身の冷えは、夜間頻尿を招く原因になります。特に背中の腎臓や下腹部の膀胱などが冷えると、頻尿になりやすくなります。

寝間着など睡眠時の服装は、寝冷えなどから身体を守るために非常に大切なアイテムなのです。

そこで、まずお勧めしたいのが、**腹巻き**です。

腎臓は腰の上あたりに左右1つずつあります。このあたりから下腹部が冷えると、頻尿になりやすいため、そこを腹巻きで覆うように温めると効果的であるといわれています。

季節や部屋の温度に応じて、腹巻きの厚さを調整します。寒い季節には厚手のもの、暖かい季節には薄手のものと使い分けましょう。

通気性があり、吸湿性がある素材の腹巻きを選ぶと快適です。天然繊維もしくは吸湿速乾性のあるアウトドア用の腹巻きが良い選択肢でしょう。これにより、体温調整がしやすく、汗をかいても快適に眠れます。

寝冷えが気になる場合、腹巻きだけでなく、綿やフリース、フランネルなどの**暖かい素材のパジャマやブランケットなどを併用する**ことも選択肢に入れてみてください。薄手のインナーと暖かいトップスを組み合わせるレイヤードスタイルにすることで、体温を効果的に保つことができます。

足元が冷えやすい人は、**暖かいフリース製のソックス**を使用してみるといいでしょう。フリースは柔らかくて肌触りが良いため、ソックスとしての着用感が非常に快適です。長時間履いていてもゴムの圧迫などで痛くなりにくいですし、足首まで覆うデザインのものを選ぶと、足首の冷えも防げます。

また、寝る際に頭部をカバーすることで、体温の逃げを防ぐことができます。日本人にはまだあまりなじみがありませんが、**ナイトキャップ**（寝帽子）も利用してみてください。ヘアケアや寝ぐせ防止にもなるそうですので、一石二鳥かもしれません。

寝る前に身体の冷えやすい場所を意識して、暖房の方向を調整してみたりするのも効果的でしょう。

夜間の頻尿や、尿漏れの予防や対策として、**下着は腹部を締めつけないものを選ぶ**といいでしょう。つねに腹圧がかかった状態でいると、何かのはずみやわずかな腹圧がかかるだけで、尿漏れを起こしてしまうことがあるので避けたほうが無難です。薄手のトランクスなどがお勧めです。

寝間着のサイズも重要です。きつすぎる寝間着は寝返りが打ちにくくなり、快適な睡眠を妨げることがあります。十分なゆとりがあり、窮屈感のないサイズを選びましょう。

夜間にトイレに行く場合も考え、トイレへのアクセスがスムーズであることも大切になります。脱ぎ着が簡単で、ボタンやジッパーの少ないデザインの寝間着を選ぶと良いでしょう。

適切な睡眠時の服装は、快適な睡眠環境を整える手段の1つなのです。

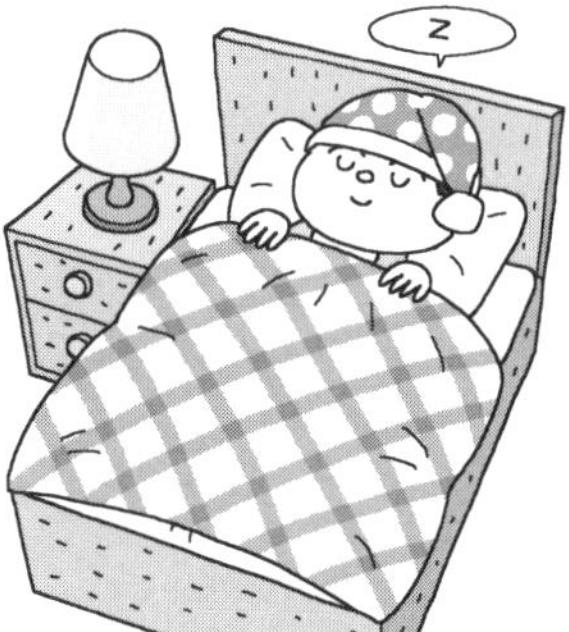

排尿日誌のつけ方

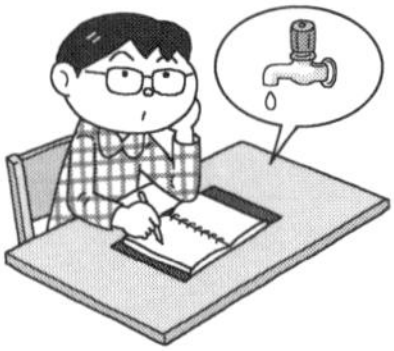

排尿日誌は基本的に3日間つけることが推奨されていますが、毎回の排尿のたびに記録するのは大変なので、私は最低2日間つけるようにお勧めしています。週末などを利用して、連続した日付で記録してください。

排尿日誌で記録する主な項目

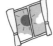

①起床・就寝時間

②排尿時刻

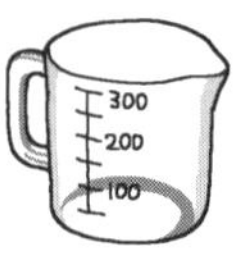

③排尿量

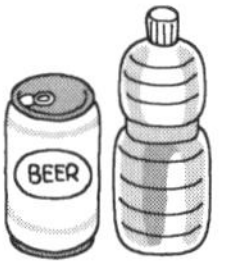

④水分摂取状況

起床時間から記録を開始します。朝、最初の排尿からスタートし、トイレに行くたびに「排尿時間」「排尿量」を記録します。そして、飲んだ飲み物の量も記入してください。排尿日誌は病院でももらえますが、170～171ページに掲載していますので、コピーするなどしてご活用ください。

尿量の測り方

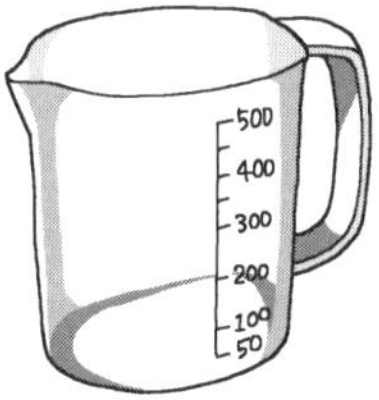

取っ手付きの計量カップ（500㎖くらい）や、目盛り付きの透明なコップを使うと尿量をわかりやすく測ることができます。計量カップは使い古しのものでかまいません。

手づくり計量容器

ペットボトルをカットし、目盛りを書くことで計量カップの代わりにすることもできます。

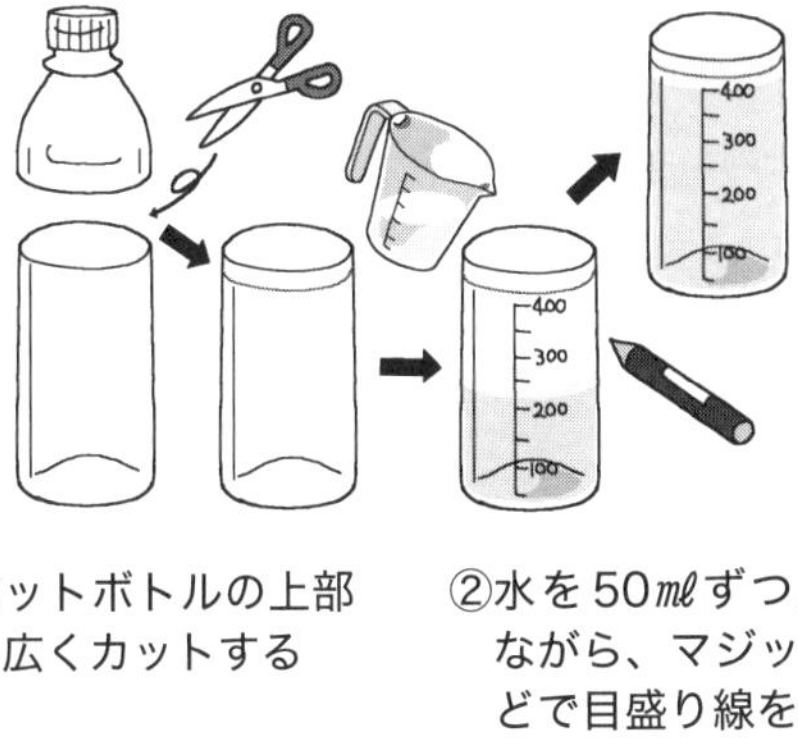

①ペットボトルの上部を広くカットする

②水を50㎖ずつ入れながら、マジックなどで目盛り線を書く

排尿日誌

排尿時刻	排尿量(mℓ)
:	
:	
:	
:	
:	
:	
:	
:	
昼間の尿量計	mℓ
:	
:	
:	
:	
:	
:	
:	
:	
夜間の尿量計	mℓ
1日の合計尿量	mℓ

月　　日(　)

◉起床時間　　：

◉就寝時間　　：

◉水分摂取状況

例：水ペットボトル500mℓなど

・
・
・
・
・
・
・
・
・

計　　　mℓ

◉朝起きてから就寝するまでにトイレに行った回数

回

◉就寝後、夜中に起きてトイレに行った回数

回

排尿日誌

排尿時刻	排尿量(mℓ)
:	
:	
:	
:	
:	
:	
:	
:	
昼間の尿量計	mℓ
:	
:	
:	
:	
:	
:	
:	
:	
夜間の尿量計	mℓ
1日の合計尿量	mℓ

月　日(　)

◉起床時間　:

◉就寝時間　:

◉水分摂取状況

例：水ペットボトル500mℓなど

・
・
・
・
・
・
・
・
・

計　mℓ

◉朝起きてから就寝するまでにトイレに行った回数

回

◉就寝後、夜中に起きてトイレに行った回数

回

おわりに

本書の中で繰り返し、夜間頻尿と生活習慣病の関わりを述べてきました。

夜間頻尿は加齢が主な原因ですので、症状の改善のためには身体を若返らせる「アンチエイジング」につながる生活行動が何より重要なのです。そしてそれは生活習慣病のみならず、最近注目されている男性更年期障害や熟年期障害の予防や治療にも有効です。

男性更年期は40～50代という定義になっていますが、60代以降の熟年世代になっても更年期障害と同じ症状が出て、ほかの病気と重なるとより病態が複雑化します。

男性更年期障害とは亜鉛欠乏症や生活習慣病などさまざまな原因で起こりますが、「なんとなくだるい」「突然のほてりや発汗」などの症状が続き、全身に不調が現れます。

主な原因は「テストステロン」の低下です。本文中でも解説してきましたテストステロンは別名「社会性のホルモン」と呼ばれていて、コロナ禍で外部と接触する機会が減少した期間に、男性更年期障害に悩む患者さんが非常に増えました。

私は健康寿命に深く関係するテストステロンに注目し、臨床研究を続けています。加齢とともに感じる「気力の低下」「なんとなくだるい」「慢性的な体調不良」などが、最新の研究によって、ただの老化ではなく、テストステロンの低下が大きな要因になっていることが判明してきたのです。

健康診断では大して異常がなくても「なんとなく体調が悪い」と感じている方も多いかと思います。こういった状態を東洋医学では「未病」と呼びます。健康と病気の中間という意味です。

私は未病の方を健康に導くことこそ、使命の1つと考えていて、西洋医学と東洋医学を融合させ、漢方やサプリメントなども用いた全人的医療で患者さんの健康に貢献できればと願って、毎日の診療に取り組んでいます。

日々、医学や医療技術が進歩している現在、夜間頻尿のようにこれまで「老化」であきらめていたつらい症状を放置せずに、専門の医師に相談すれば、早期診断・早期治療で改善することは十分に可能だと思います。

最後に本書の構成を担当してくださった鍵山稔さん、ワニ・プラス編集部の宮崎洋一さん、そして監修協力をしてくれた、私の息子でもあるマイシティクリニックの平澤侑來《ゆうき》副院長にこの場を借りてお礼申し上げます。

読者の皆さんの健康長寿にこの本がお役に立てれば幸いです。

【著者】平澤精一（ひらさわ　せいいち）
泌尿器科医。
日本医科大学卒業。日本医科大学大学院医学研究科にて、医学博士号取得。日本医科大学付属病院、三井記念病院、河北総合病院などの勤務を経て、1992年に「マイシティクリニック」を開業。2014年から東京医科大学地域医療指導教授として医学生の教育にも関わる。現在では新宿区医師会会長を務め、東京都医師会、新宿区医歯薬会、新宿医療行政関連の委員、役員を兼任。所属学会・医学会は日本泌尿器科学会、日本性感染症学会、日本メンズヘルス医学会、日本抗加齢医学会等多数。健康寿命に深く関係する「テストステロン」の臨床研究者として、「熟年期障害」の治療、高齢者の健康を守る取り組みを数多く実践。新聞ほか、多くのメディアにその活動が取り上げられている。

【監修協力】平澤侑來（ひらさわ　ゆうき）
泌尿器科医。
東京医科大学卒業。河北総合病院に研修医として勤務。のちに東京医科大学病院泌尿器科勤務。以降、新百合ヶ丘総合病院泌尿器科勤務、東京医科大学八王子医療センター泌尿器科医長などを経て、「マイシティクリニック」副院長ならびに東京医科大学病院泌尿器科兼任助教を務める。2016年日本内科学認定医、2019年日本泌尿器科学会専門医取得。

こっそり治す「夜間頻尿」

人に言いづらい悩みを泌尿器科の名医が解決!

著者 平澤 精一

2024年3月5日 初版発行
2024年9月25日 4版発行

発行者 佐藤俊彦
発行所 株式会社ワニ・プラス
〒150-8482
東京都渋谷区恵比寿4-4-9 えびす大黑ビル7F
発売元 株式会社ワニブックス
〒150-8482
東京都渋谷区恵比寿4-4-9 えびす大黑ビル

装丁 橘田浩志(アティック)
柏原宗績
イラスト はやし・ひろ
編集協力・DTP 鍵山 稔
印刷・製本所 大日本印刷株式会社

ISBN 978-4-8470-6219-3
ワニブックスHP https://www.wani.co.jp